医者は今日も睡眠薬を出したい放題

内海 聡

PHP文庫

○本表紙図柄＝ロゼッタ・ストーン（大英博物館蔵）
○本表紙デザイン＋紋章＝上田晃郷

はじめに

私は現在、医療や食、放射能問題を中心に多くの本を書いている。そのなかでも、精神医学系の分野はもっともつきあいが長い分野である。

私が医療問題について活動し始めたのは8年くらい前だが、そのときは内科医であり、東洋医学を主とする人間だった。べつに精神医学など勉強したことはないのだが、いまにいたっては反体制の筆頭と言われる人間になってしまった。

私は精神医学を存在として認めていないし、それは科学や医学からではなく、歴史的な意味からも認めていない。

その内容については、『精神科は今日も、やりたい放題』（PHP文庫）『大笑い！　精神医学』（三五館）『心の病に薬はいらない！』（かんき出版）の3部作で、実情も歴史も対処法もすべて書き記してきたので、ぜひそちらも読んでいただきたい。

そして、今回は睡眠薬について初歩的な本を書くことになったのだが、それはこの本が新書であり、人の目に触れやすいからだ。

本来、私はまったく同じような内容の本は書かない、というかたちでこれまで執筆してきた。しかし、最近は新書もすこし出すようになり、その内容はこれまで書いてきた著書を砕いたかたちのものが多い。

この本も大筋はライターの方に書いていただいたが、そこに私が必要だと思う文章を加筆しながら、新書の特徴を生かすために、できるだけ図やグラフなどを利用して、医療の裏側を知らない初心者の方にもわかりやすく読めるよう努めている。新書は読む方の層がこれまでとは違うので、そういうかたちにしているわけである。

自分で書くのもおこがましいが、私は日本でもっとも有名な医師であるらしい。とくにネット上では有名らしい。といっても、その有名さは決していい意味ではなく、「悪名」という意味である。

この本を読み終わったら、まずはネットで私のことを検索してもらいたい。すさまじい誹謗中傷《ひぼうちゅうしょう》が並んでいるだろうし、事実とはまったく違う嘘八百が書かれている。

その一方で、応援してくれる多くの方がいらっしゃるので、その方々にはつねに感謝している。まずは書かれている内容の是非はともかく、なぜ私が日本一悪名高いのかを考えていただければ、世の中の嘘が見えてくるだろう。

ついでに書いておくと、私はネットでも、とくにＳＮＳ（ソーシャルネットワーキングサービス）のフェイスブックで有名らしい。興味がある方はそちらもチェックされるといいだろう。

いまや、ニュース、テレビ、新聞などで本当の情報が報じられることはなくなってしまった。そのようなことを感じたり知ったりしている人びとは、ネットの情報を取捨選択しながら自分の身を守ろうとしている。

ネットの情報は玉石混淆《ぎょくせきこんこう》であるため、情報リテラシー（情報やデータを管理・活用できる能力）が問われる時代になっている。

本書で述べる睡眠薬に関しても、クスリの嘘ともいえる情報が満載であり、「ゲートウェイドラッグ」（危険な薬物の使用を招く入り口となる薬物）として重要なドラッグであるため、あえてこれだけに絞って発刊したしだいである。

睡眠薬というと、年配の方や高齢者に飲んでいる方が多いことは、みなさんもご存じだろう。ただ、私は、そうした方たちに関してはすでにあきらめている。私には、彼らは刷り込まれた〝洗脳された奴隷〟であるとしか映っていない。これを読んだみなさんが年配者ではなく、そして、家族のなかで年配者が睡眠薬を飲んでいるなら、無理にやめさせることはやめたほうがいい。洗脳された人がグダグダと言い訳するだけでなく、ケンカになるのがオチだろうから。

それよりもまず、自分の家族や子どもたち、話が通じる人びとにこそ、この事実を伝えてもらいたい。本当は、全員がこのような有害無益なクスリを飲むのをやめてほしいと思う。しかし、現実は、気づく人しかやめることはできないし、自分で考えて動く人しか、やめることも身を守ることもできない。

この本を、私の著書のなかで最初に手にとられた方は、いまはじめてそういう領域に興味をもちだしたのだから、この本でその好奇心を満たして終わらせることなく、すべての領域が似たようなものであることを意識していただきたい。そして、この世にはびこる嘘を見抜けるようになっていただきたい。

最後に、わが妻と娘に感謝の意を表して、「はじめに」を終えようと思う。

内海 聡

2016年3月

目次　医者は今日も睡眠薬を出したい放題

第4章　歴史は繰り返される——睡眠薬の歴史

第5章　睡眠薬への依存から脱するには

編集協力――橋口佐紀子

第1章

睡眠薬は不幸の入り口

睡眠薬の真実

次のうち、睡眠薬に関する記述で正しいものはどれか？

①睡眠薬は不眠を治さない薬である。
②睡眠薬は向精神薬である。
③睡眠薬には依存性がある。
④睡眠薬の服用の中止には禁断症状がともなう。
⑤睡眠薬は、海外では麻薬と同様に規制されている。
⑥睡眠薬を飲み続けると、認知症になりやすい。
⑦睡眠薬を飲み続けると、早死にしやすい。

答えは、「すべて」である。

おそらく、睡眠薬を使う人は、不眠を治す薬だと思って使っているのではないだろうか。しかし、睡眠薬に不眠を治す力はない。睡眠薬を飲んでも眠れるようにはならない。ただ脳を強制的に麻酔しているだけである。

そして、睡眠薬による眠りは〝睡眠もどき〟だということがわかっている。こう書くと、

「でも、私は睡眠薬で眠れている」

と反論する人がいるだろう。

では、そういう人は睡眠薬を使わなかったらどうだろうか。眠れるだろうか。

「眠れないから睡眠薬を使うんだ」

と、堂々めぐりになりそうだが、私が言いたいのは、睡眠薬を飲まなければ眠れない状態は、「不眠が治った」とは言えないということである。薬を飲まなくても症状が治まってこそ、「治った」と言えるからだ。

「睡眠薬を使っても眠れるようにならない」とは、つまり、睡眠薬なしに眠れるようにはならないということである。

医療機関を訪れて「眠れない」と訴えると、医者はこう言う。

「脳や体にとって睡眠はとても大事なので、睡眠薬を処方します」

しかし、私は、

「睡眠は大事だからこそ、睡眠薬を使ってはいけない」

と断言する。

なぜなら、睡眠薬がつくる睡眠では、真の睡眠効果は得られないからだ。加えて、冒頭で述べた①〜⑦の事実がある。

この本を手にとられたということは、睡眠薬をすでに使っているか、睡眠薬を使おうかどうか悩んでいるのだろう。あるいは、身近な人が睡眠薬を使っているのかもしれない。ぜひ、本書を機に、真実を知り、考えを改めていただければと思う。

軽い不眠からオーバードーズ、自殺未遂へ

睡眠薬は不幸への入り口である。

「たかが睡眠薬が？」と思うだろうか。「たかが……」と思う人のために、まず、２人の女性のケースを紹介したい。

当時、23歳だったAさんが医療機関にかかるようになったのは、軽い不眠がきっかけだった。最初に行ったのは近くの病院の内科。そこで「うつ、不眠症」と診断され、抗うつ薬と睡眠薬が処方された。

最初はそれで眠れるようになった。しかし、すぐに効かなくなった。

「薬が効かなくなったのか、また眠れなくなりました」

内科医にそう伝えると、近くのメンタルクリニックを紹介された。すぐに訪ねると、チェックシートの記入と簡単なカウンセリング、短時間の診察が行なわれ、また「うつ、不眠症」と診断された。

違ったのは、処方された薬が増えたことだ。

薬が増えたことでいったんは再び眠れるようになったものの、すぐに慣れて眠れなくなり、次に相談に行くと、また薬を増やされた。薬が増えれば眠れるようになるが、長くは続かず、また不眠に陥《おちい》り、薬が増える——。

その繰り返しで、気づいたときには10種類以上の薬を飲んでいた。

薬が増えるにつれて、Aさんには、いままでなら決してとらなかった行動が増えていった。

●すこしでも嫌なことがあると、薬をまとめて飲む（オーバードーズ）。
●オーバードーズが原因で、意識が朦朧《もうろう》として急に倒れる。
●道端で倒れて、通りすがりの人が呼んだ救急車で運ばれる。
●体がつねに生傷だらけになっている。
●無意識のうちに手首を切っている（リストカット）。
●飛び降りや包丁で自殺を図ろうとする。
●夫と言い争いになって、夫の首を絞《し》めたことがある。

私のもとに来たときには、メンタルクリニックに通院を始めてから6年が過

図表1　Aさんに処方されていた薬の種類と量

◉ベゲタミンA（合剤睡眠薬）		2錠
◉ベゲタミンB（合剤睡眠薬）		1錠
◉ラボナ（バルビツール酸系睡眠薬）	50mg	2錠
◉セロクエル（抗精神病薬）	100mg	3錠
◉ヒルナミン（抗精神病薬）	25mg	3錠
◉テグレトール（抗てんかん薬）	200mg	2錠
◉レメロン（抗うつ薬）	15mg	2錠
◉ワイパックス（抗不安薬）	0.5mg	1錠
◉セルシン（抗不安薬）	2mg	1錠
◉デパス（抗不安薬）	1mg	1錠
◉ロゼレム（睡眠薬）	8mg	1錠
◉サイレース（睡眠薬）	2mg	2錠
◉ハルシオン（睡眠薬）	0.25mg	2錠
◉ベンザリン（睡眠薬）	10mg	2錠
◉ユーロジン（睡眠薬）	2mg	1錠
◉マイスリー（睡眠薬）	10mg	1錠

ぎ、1日分として16種類27錠の薬が処方されていた。具体的には、図表1の通りだ。睡眠薬関連だけでも9種類出ている。この処方を見て、どう思われるだろう。

「おかしい」と思うのが、ごく普通の感覚ではないだろうか。

実際、これはいつ死んでもおかしくない処方だ。「眠れない」というだけの理由で医者にかかった代償がこれだ。気がつけば立派なジャンキー（薬物中毒のこと）になっていた。

この話を「一部の例外」と片づけてはいけない。本当によく耳にする話である。日本全国どこの精神科でも、ごく普通に見かける処方だ。こういう処方をしているクリニックを、私は実際に何百と知っている。

眠れないから睡眠薬を飲み始め、耐性ができて効かなくなるから、量が増え、種類が増え、気づいたときには薬を飲み始める前よりもすっかり体が悪くなっている。典型的なパターンである。

睡眠薬から始まった薬物中毒死

Aさんの場合、自殺は未遂ですんだ。犯罪にもいたらず、途中で「おかしい」と気づき、そこから引き返すことができた。といっても、16種類の薬を数年間、毎日飲み続けていたのだから、すぐにやめられたわけではない。減薬にともなう禁断症状に相当苦しめられていた。減薬や禁断症状の大変さについては、のちほどあらためて書こう。

もう1人、紹介するのは、精神医療被害連絡会の発起人、中川聡さんの奥さんのケースだ。彼女の場合、最初に医者にかかってから7年5カ月後、37歳のときに薬物中毒で亡くなった。

彼女が最初にクリニックにかかったきっかけは、不眠と軽い頭痛だった。心療内科のクリニックを訪ね、それらの症状を訴えると、抗不安薬と睡眠薬、鎮痛薬の3種類が処方された。

ところが、わずか4カ月後には、抗うつ薬、抗精神病薬（向精神薬のなかでも強力な薬）も加わり、薬は10種類18錠に。最終的には、1日分として13種類40錠が処方され、飲んでいた。

通院から1年半ほどたつ頃から太り始め、その後も大量の薬を飲み続けるうちに、運動能力がどんどん低下し、足がふらつき、夜間は一人でトイレに行けないのでおむつをして寝るまでになっていたそうだ。

そして、ある朝、中川さんが目覚めると、奥さんは息絶えていた。司法解剖の結果、死因は「薬物中毒死」だった。

最初に出されるのが睡眠薬

2人の例は、典型的な〝睡眠薬から始まる不幸〟のストーリーだ。

睡眠薬がこうした不幸の入り口になっていることが非常に多い。にもかかわらず、睡眠薬は非常に安易に処方されている。そこに、いちばんの問題があると思う。

内科でも整形外科でも皮膚科でもどこでもいい。試しに診察を受けて、

「なんだか最近、眠れないんです」

と医者に言ってみると、

「そうですか、じゃあ、睡眠薬を出しておきますね」

と、あっけないほど簡単に薬を処方してくれるだろう。

私は紆余曲折《うよきょくせつ》があって、いまは精神科で薬漬けになった患者さんの断薬治療を主に行なっているため、精神科医と間違われるのだが、もともとは内科医であ

る。内科医として勤務していた頃を思い返すと、「眠れない」と患者さんに言われれば、みんな、とりあえず睡眠薬を出していた。私自身も、当時はそうだった。

不眠を訴える患者さんへの初回対応を問うあるアンケートでは、回答した医者の7割が初回の診察から睡眠薬を出していた。

さらに、最近では、面倒くさくなったら、すぐに精神科に紹介するのがパターン化している。前述のAさんの場合がそうだったように、最初に処方した睡眠薬だけでは「まだ眠れない」「また眠れなくなった」と言われれば、面倒くさいので精神科か心療内科に……ということになる。

この流れは、不眠にかぎらず、間違いなく増えている。たとえば、内科でもそうだ。採血をしても、エコー検査をしても、大腸を内視鏡で見ても、何も異常が見つからない。でも、患者さんは症状を訴える。

そうすると、

「ストレスでしょう。あなたの場合、精神的な問題ですね」

で、すべてを片づけて、精神科に紹介状を書く。

整形外科でも同じ。「腰が痛い」と言われてレントゲンを撮っても、何も異常が見つからないとなると、

「あなたは、腰ではなくて、精神的な問題ですね」

と言って、精神科の受診を促す。

患者さんは患者さんで、ストレスがいっさいない人なんていないわけだから、「ああそうか、精神的な問題か」と信じて、言われた通りに精神科や心療内科を受診する。そうやって、いつの間にか精神病患者になっていくのだ。

「眠れないという病気」が増えている

ところで、日本では成人の3割以上が不眠症状をもつと言われる。5人に1人が不眠症で、国民の5％が睡眠薬か睡眠薬代わりの抗不安薬を常用しているという統計もある。

日本人の何割が不眠で悩んでいるのかというのは、統計のとり方によって変わるが、成人の3割以上が睡眠について何らかの不満や悩みをもつというのは、たしかにそうだろう。むしろ、もっと多いのではないかと推測する。

ただ、ここで考えてほしいのだが、不眠症状とか不眠症というものの、「眠れない」というのは症状、病気なのだろうか。そもそも、どこからどこまでが不眠にあたるのか。

『睡眠障害国際分類 第2版』（米国睡眠医学会著、日本睡眠学会診断分類委員会訳、医学書院）という、医者の間で一般的に用いられる診断基準があるが、それをもとに私は不眠症を次のように定義している。

A 入眠困難、中途覚醒、早朝覚醒、慢性的に回復性または睡眠の質の悪さを訴える。

B 睡眠にとって適した状況・環境にもかかわらず、「A」のような睡眠困難がしばしば生じる。

C　夜間睡眠困難と関連して、次のような日中の機能障害が1つ以上ある。
i　疲労感、不快感。
ii　注意力、集中力、記憶力の低下。
iii　日中の眠気。
iv　社会的、職業的機能低下、または学業低下。
v　気分の障害、またはいらいら感。
vi　動機づけ（モチベーション）、活動性、積極性の減弱。
vii　仕事中にミスをする、運転中に事故を起こしやすい。
viii　睡眠不足による緊張、頭痛、胃消化器症状。
ix　睡眠についての心配、悩みなど。

「入眠困難」というのは、ベッドに入って30分〜1時間ほど眠れないことを指すが、逆に言えば、30分〜1時間たったら眠っているということだ。「中途覚醒」は、眠っている間に何度か目が覚めることで、「早朝覚醒」は、7時まで眠りた

いのに5時に目が覚めるというものだ。

5時に目が覚めて、それ以降眠れないのなら、そのまま起きていればいいじゃないかと思うのだが、患者さんは、

「いいえ、7時まで寝たいんです」

と言い張る。

48時間なり、72時間なり、まったく一睡もできないなら「不眠」と呼ぶべきだろう。しかし、入眠困難にしても、中途覚醒にしても、早朝覚醒にしても、すべて眠っている。でも、「不眠」と呼ばれる。

つまり、不眠の枠が広がっているのだ。不眠の定義が広がっているということは、治療の対象が増えているということに等しい。

血圧の基準値を下げたら高血圧の患者さんが増えて、医療機関のお客も増えて、何より製薬会社が儲かるのと同じで、不眠の定義が広がれば、患者さんが増えて睡眠薬の処方が増えるから製薬会社が潤《うるお》う。

定義を変えて病気をつくり、利益を増やすのは、医者と製薬会社の常套手段《じょうとうしゅだん》

だが、なにも医療機関と製薬会社ばかりが悪いわけではない。そもそも、現代人は、何か症状があると、すぐに病気と捉えてしまう。

たとえば、明日は試験があるので気になって眠れない。会社の上司とそりがあわないので毎日がツラく、体は疲れているはずなのに、なんだか寝つけない――。

これらはべつに異常ではない。さもありなんという状況である。

しかし、どちらも「不眠」になる。そして、「夜眠れないんです」「寝つきが悪いんです」と訴えれば睡眠薬が処方される。しかも、それで安心して、薬をありがたく受け取っている。

本来、心配事があれば、多少眠れなくなるのは当たり前のことだ。それを薬でなんとかしようという考え方自体、不健康極まりないと思わないのだろうか。

不審死の裏に睡眠薬あり

不健康な考え方の代償は大きい。

東京都監察医務院という、東京23区内で起きた不審死や事故死の死因を調べる組織がある。その東京都監察医務院が公表している統計を見ると、2013年に23区内で起こった不審死のうち、中毒死であることが判明した人は80人（男性40人、女性40人）であった。

このうち、麻薬や精神変容薬（幻覚発現薬）、すなわち違法薬物による中毒死はたったの1人で、ほとんどが医薬品（36人）とアルコール（25人）によるものだった。

中毒死と聞けば、違法ドラッグを思い浮かべる人が多いだろうが、実は、いちばん多いのは医薬品による中毒死だ。なお、これは不審死の統計なので、このなかには多量服薬による自殺は含まれていない。外来で医者に言われた通り、1日分の処方量を守って飲んでいたら中毒死したというケースだ。

つまり、医者から処方された睡眠薬を夜飲んで寝たら、翌朝起きてこなくて死んでいた……といった静かな死に方。先に紹介した中川さんの奥さんのようなケースである。

中毒死にいたった人を調べると、検出される医薬品のほとんどが精神科領域の薬である。なかでも多いのが、バルビツール酸系睡眠薬である。これは第4章で詳しく説明するが、古くから使われている強力な鎮静作用をもった睡眠薬だ。

具体的には、「ベゲタミン」「ラボナ」といった睡眠薬が検出されることが多い。そのほか、ベンゾジアゼピン系睡眠薬の「ロヒプノール」も不審死の引き金となっていることが多い薬だ。

とはいえ、1種類を処方通りに服用している分には、中毒死にいたることはあまりないだろう。しかし、ほかの薬との相互作用によって、何十倍、何百倍もの影響を与えてしまう。

たとえば、15種類の睡眠薬や抗うつ薬を服用していたとしよう。その相互作用は、15種類だからといって15倍になるわけではない。5000倍、1万倍に効きすぎてしまう。その結果、睡眠薬で心肺停止にまでいたるのだ。

東京23区内だけでも、毎年、数十件の医薬品による中毒死が報告されているということは、全国では１０００件規模の中毒死が起こっていることが推測される。しかし、これも氷山の一角だ。

先ほど述べた通り、大量服薬や自傷行為をともなうものは、いっさい含まれていない。不審死として扱われたもののみの数だ。しかも、病院に入院中に亡くなった患者さんは病死扱いになるので、これも不審死には含まれない。

「睡眠キャンペーン」で増えた自殺

２０１０年3月から、自殺対策の一環として、内閣府が中高年男性をターゲットに「睡眠キャンペーン」を始めた。

不眠はうつの症状のなかでもっとも自覚しやすいサインだから、不眠を早期発見して精神科医を受診させることが自殺予防につながる――というのが「睡眠キャンペーン」の大まかな筋立てだ。

図表2 静岡県富士市の自殺者数の推移

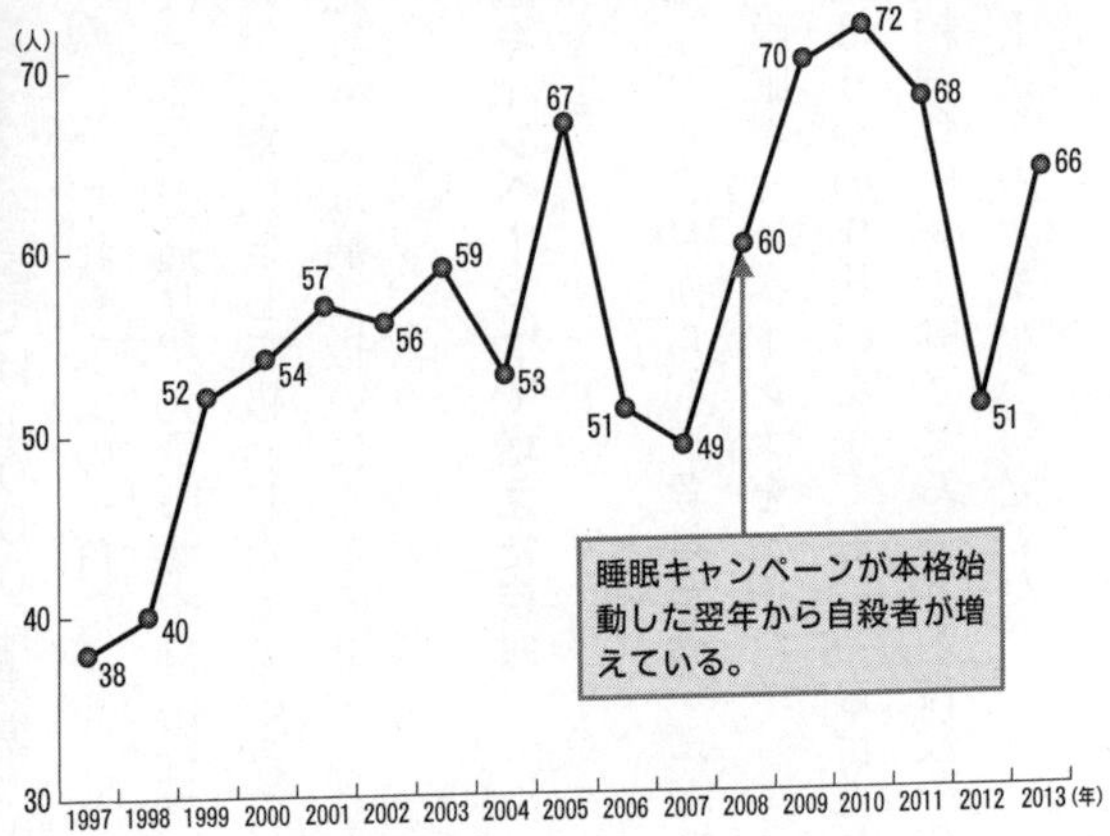

出所)厚生労働省「人口動態統計」などをもとに著者作成。

「お父さん、眠れてる?」

「眠れてますか? 2週間以上続く不眠は、うつのサインかもしれません。眠れないときは、お医者さんへ」

睡眠キャンペーンのホームページを覗くと、こんなキャッチコピーが並んでいる。

実は、この睡眠キャンペーンが始まる前、全国に先駆けて、静岡県富士市で事前試行が行なわれた。内容は、「2週間以上

図表３　静岡県内の自殺者数の推移

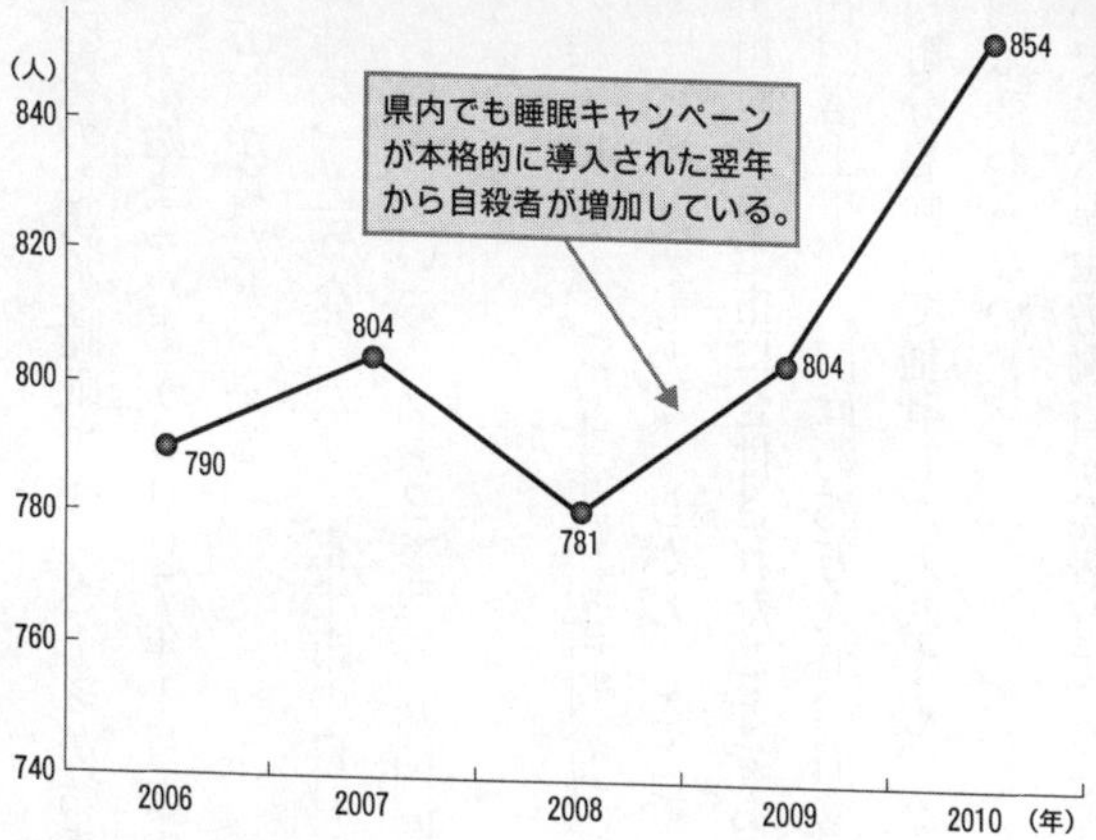

出所）静岡県精神保健福祉センター「静岡県の自殺者数の推移」をもとに著者作成。

続く不眠はうつのサイン」と大々的に伝える睡眠キャンペーンと、かかりつけ医や産業医から精神科医につなげる「紹介システム」、市販の睡眠薬を購入する人に薬局などで医療機関の受診をすすめる「受診勧奨」が主な柱だった。

つまりは不眠を感じている人を精神科の受診につなげる一大キャンペーンである。実際、この紹介システムによって２００７年１月から09年12月までの間に３８１件の紹介が行なわれた。

普及啓発のための睡眠キャンペーンが始まったのは2006年6月だが、紹介システムが始まったのが2007年1月なので、キャンペーンが本格的に始動したのは07年からだといえる。

その結果、どうなったか。富士市の自殺者数は、キャンペーンが本格始動した翌年から増えている（図表2参照）。静岡県内の自殺者数の推移を見ても同様だ（図表3参照）。

この結果に対し、「富士市は市町村合併で総人口が増えているから、その影響がある」との弁明もある。しかし、ここでいう市町村合併とは、2008年11月に富士川町が富士市に合併されたことである。

現在、富士市の人口は約25万人で、旧富士川町の人口は約1万6000人。旧富士川町分を除いて推計したとしても、2008年の自殺者数は55人だから、増加傾向は変わらない。

ついでに、厚生労働省が発表している「人口動態保健所・市区町村別統計」の

図表4　滋賀県大津市の自殺者数の推移

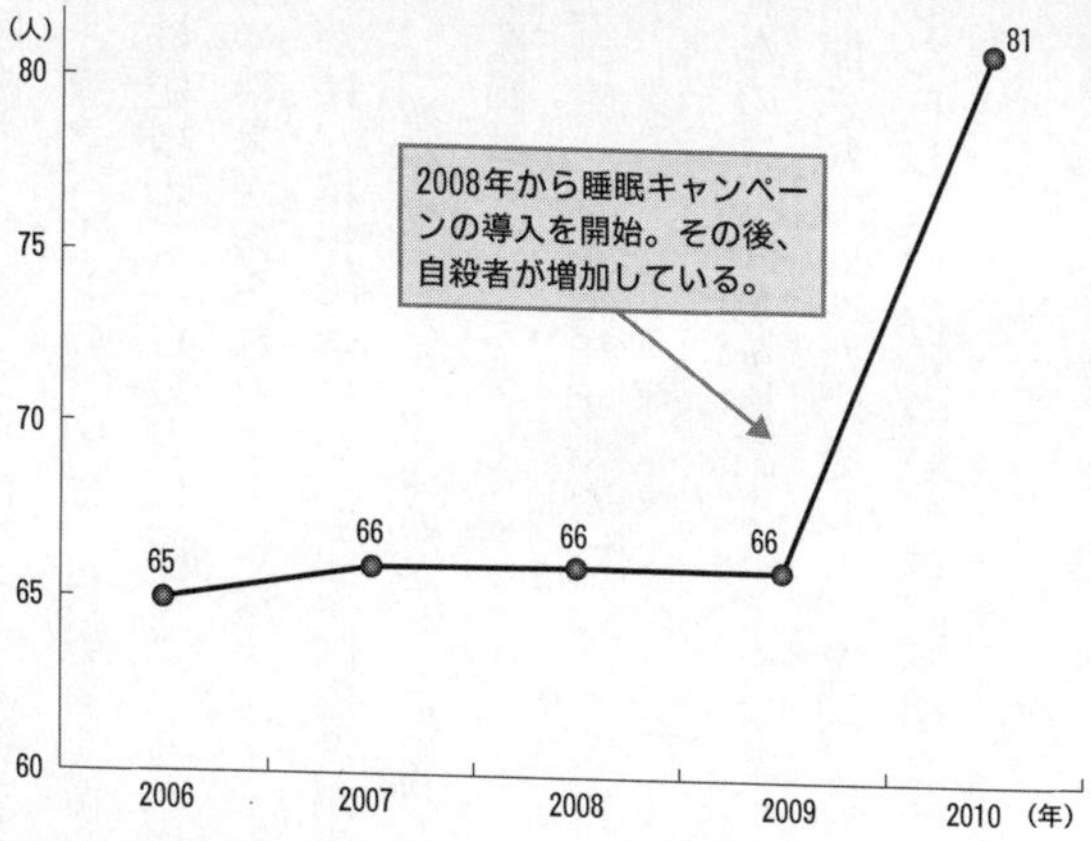

出所）厚生労働省「人口動態統計」などをもとに著者作成。

「平成15〜19年版」と「平成20〜24年版」を比べてみると、平成15〜19年の富士市の自殺者数は男性214人、女性65人だが、平成20〜24年では男性243人、女性78人と明らかに増えている。

ちなみに、この間、静岡県内でも全国的にも男性の自殺者数が減っているにもかかわらずだ。

睡眠キャンペーンを行なったら、逆に自殺者数が増えてしまった——。同様のことは、同じように睡眠キャンペーンを行なった滋賀県大津市でも起きている（図表4参照）。

睡眠キャンペーンの目的は、自殺者を減らすことだ。それなのに、精神科への紹介だけが増えて、自殺者は減るどころか増えているのだから、意図していたのとは逆の結果が得られたことになる。

さすがに、精神医学にかかわる医療者が集まる日本精神神経学会でも取り上げられて、「逆効果なんじゃないか」と批判の声があがった。

ある医師は、

「富士モデルは不治モデルだ」

と明言した。

それなのに、問題を検証するでもなく、その後、睡眠キャンペーンは全国規模へと展開されていった。そして、全国で行なわれた睡眠キャンペーンがどんな影響をもたらしたのかについては、不明なままだ。

ストレスチェックの義務化は新たなカモ探し

睡眠キャンペーンのように、大々的に始めたはいいけれど、結果をともなわず、スーッと終わっていくことはよくある。「これはダメだったね。じゃあ、次」と新しいキャンペーンを張るまでのことだ。

新たなキャンペーンといえば、２０１５年12月からストレスチェックの義務化が始まる。労働安全衛生法が改正され、従業員50人以上の事業者に対して、従業員にストレスチェックと高ストレス者への面接指導を行なうことが義務づけられたのだ。

はっきり言えば、魔女狩りならぬ〝病気狩り〟である。

「不眠はうつのサイン」と言って精神科へ誘導していったのと同じように、ストレスチェックも、「あなたは高ストレスですね」と言って精神科の受診を促そうとするのだ。構図はいつも同じだ。

そもそも、ストレスチェックにかぎらず、こんなにもまじめに健康診断を実施している国は日本くらいのものである。日本では、会社員は年に1回、会社の健康診断があるし、会社勤めではない人も自治体から定期健診の案内が送られてくる。

名目上は早期発見・早期治療のためとなっているが、実態は、患者さんの対象を広げて治療をしようという〝病気狩り〟なのだ。

ただ、一般的な健康診断なら、結果が客観的な数字で出るからまだいい。困るのは、ストレスチェックのようなタイプだ。

今回、国が標準的な調査票として推奨している「職業性ストレス簡易調査票」は、57項目で構成されている。冒頭の「あなたの仕事についてうかがいます」(17項目)を見ると、次のような項目で始まっている。

①非常にたくさんの仕事をしなければならない
②時間内に仕事が処理しきれない

③一生懸命働かなければならない
④かなり注意を集中する必要がある
⑤高度の知識や技術が必要なむずかしい仕事だ
⑥勤務時間中はいつも仕事のことを考えていなければならない
……

これらの項目に対して、「そうだ」「まあそうだ」「ややちがう」「ちがう」という4段階で回答するようになっている。

主観での回答なので、真面目に回答しようとして、「まあそうだ」と答えると「ストレスあり」と判定されやすくなるだろう。

ほかにも、「自分のペースで仕事ができる」「自分で仕事の順番・やり方を決めることができる」といった項目もあるが、自由気ままに、自分のやりたい方法ややりたい順番で仕事ができる人なんているのだろうか。

睡眠薬はゲートウェイドラッグ

違法ドラッグやマリファナを指して、「ゲートウェイドラッグ」と呼ぶことがある。ヘロインやコカイン、アヘンといった、さらに副作用や依存性の強い「ハードなドラッグへと進む入り口」になることが多いからだ。

向精神薬の世界でいえば、睡眠薬がまさにゲートウェイドラッグである。

不眠に対して、最初は睡眠薬が処方され、量を増やしたり種類を変えたりしながら、それらが効かなくなると、

「あなたの場合は、うつ病で不眠になっているんじゃないかな」

と言われて、抗うつ薬が追加される。

睡眠薬はテンションダウン系の薬で、抗うつ薬はテンションアッパー系の薬なので、その両方を飲むと、気分が上がったり下がったりという波が出る。

そうした症状が気になり、それを伝えると、医師からこう言われる。

「あなたはうつ病ではありませんでした。躁うつ病です」

そして、躁うつ病に対する薬として、抗不安薬や抗精神病薬などが追加されていく。それでもよくならないと、今度は、

「躁うつ病ではなく、統合失調症かもしれません」

などと言われる。そうやって病名が格上げされるとともに、薬の種類も強さも増していく。恐ろしいこと極まりない。

症状にしても、そうだ。最初の悩みは「軽い不眠」だけだったはずの人が、数カ月後には、吐き気、めまい、頭痛、幻聴、幻覚などを抱えていたりする。薬の服用前と比べて悪くなっている症状があれば、それはすべて、あなたがその睡眠薬を手にしたせいだ。

覚醒剤の常習者が「最初は軽い気持ちで始めたんです」なんて言っても、誰も同情しないだろう。もし、睡眠薬の服用を入り口に、どんどん症状が悪化し、薬が増えていったとしても、やはりその人の責任である。

また、睡眠薬がゲートウェイドラッグであるというのには、もう一つ、意味が

ある。詳しくは第3章で説明するが、睡眠薬は服用期間が延びるにつれて、体内に蓄積されていき、知らず知らずのうちに脳や体にダメージをおよぼす。そういう意味では、たとえ病名は不眠症のまま変わっていなくても、気づかないうちに、すこしずつ体をダメにしていっているのだ。

「睡眠薬はゲートウェイドラッグ」という意味を、よく考えてほしい。

第2章

つくられた眠りの正体

人はなぜ眠るのか

睡眠欲とは、食欲や性欲と並んで、人間がもつ三大欲求の一つである。人はなぜ眠るのかといったら、単純な話で、体と脳を休めるためだ。加えて、「記憶を整理し定着するため」などともよく言われるが、これには科学的な根拠はあまりない。

普段、疲れていれば眠くなって、ぐっすり眠って起きたら疲れがとれた気がするだろう。その実感通り、日中働かせていた体と脳を休ませるために睡眠はある、と単純に考えてもらえればいい。

ただし、睡眠をとらなければ死ぬかというと、そんなことはまずない。人間は、というより、生物は、多少眠らなくてもそう簡単には死なない。

現に、野生動物は、ぐっすり眠り込むと敵に襲われるので、物音がすればパッと目覚められるよう、つねに警戒態勢をとっている。昔の人も同じようなものだったろう。

現代人も人によっていろいろで、1日3～4時間の睡眠でまったく問題はないというショートスリーパーもいれば、数日間寝ずに過ごしたという強者もたくさんいる。実際、264時間眠らなかったという記録の持ち主がいる。1964年、当時17歳の高校生だったアメリカ人のランディ・ガードナー氏は、高校の自由研究のために不眠記録への挑戦を行なった。

この挑戦は、スタンフォード大学の睡眠研究者が観察するもとで行なわれ、途中、目の焦点があわなくなったり、怒りっぽくなったり、記憶や集中力が低下したり、さらには妄想、ひどい疲労感、震え、言語障害などが認められたりしたものの、チャレンジ終了後、通常の睡眠をとったところ、1週間ほどで体調も生活リズムも戻ったという。

2007年には、このガードナー氏の記録を破る266時間の不眠記録を、イギリス人のトニー・ライト氏が達成している。

264時間、266時間といえば、11日間だ。これだけ不眠を続ければ、さすがに体調不良はいろいろ出てくる。ガードナー氏の場合は、2日目くらいから徐々に前述のような不調が出てきたそうだ。

だから、睡眠をとれるのであれば、ぐっすり眠って体と脳を休めたほうがいい。それは当然だが、不眠を訴える人がよく言うように、「眠れなくて死ぬ」ことはない。

睡眠薬の眠りは、ノックアウト型

睡眠とは、外部からの刺激に対する反応が低下して、意識を失っている状態と言われる。では、次の状態は睡眠だろうか。

- 手術中、全身麻酔で意識を落とした。
- お酒を飲みすぎて記憶を飛ばし、気がついたら朝だった。
- 誰かに突然殴られて気を失った。

いずれも、外部からの刺激に対する反応が低下して、意識を失っている状態であるのは睡眠と同じだが、これらが「睡眠と同じか？」と問われれば、100人が100人とも「違う」と答えるだろう。

しかし、睡眠薬を服用して眠るのは、これらとほぼ同じなのである。

不眠に悩んでいる人は、「眠れない」「熟睡できない」「疲れがとれない」と言って睡眠薬を欲する。

だが、睡眠薬では、眠ることはできても熟睡はできない。睡眠薬を使った睡眠は、本来の睡眠とはまったく質が違うものなのだ。

広く知られている通り、睡眠には「レム睡眠」と「ノンレム睡眠」がある。

レム睡眠とは、全身の筋肉が弛緩《しかん》して、体は休んでいる状態なのに、大脳は覚醒時と同じくらいか、それ以上に活発に動いている状態のことだ。閉じた瞼《まぶた》の下で眼球が急速にきょろきょろと動いているので、「Rapid eye movement sleep」を略して「レム（REM）睡眠」と呼ばれる。

図表5　自然な睡眠の例

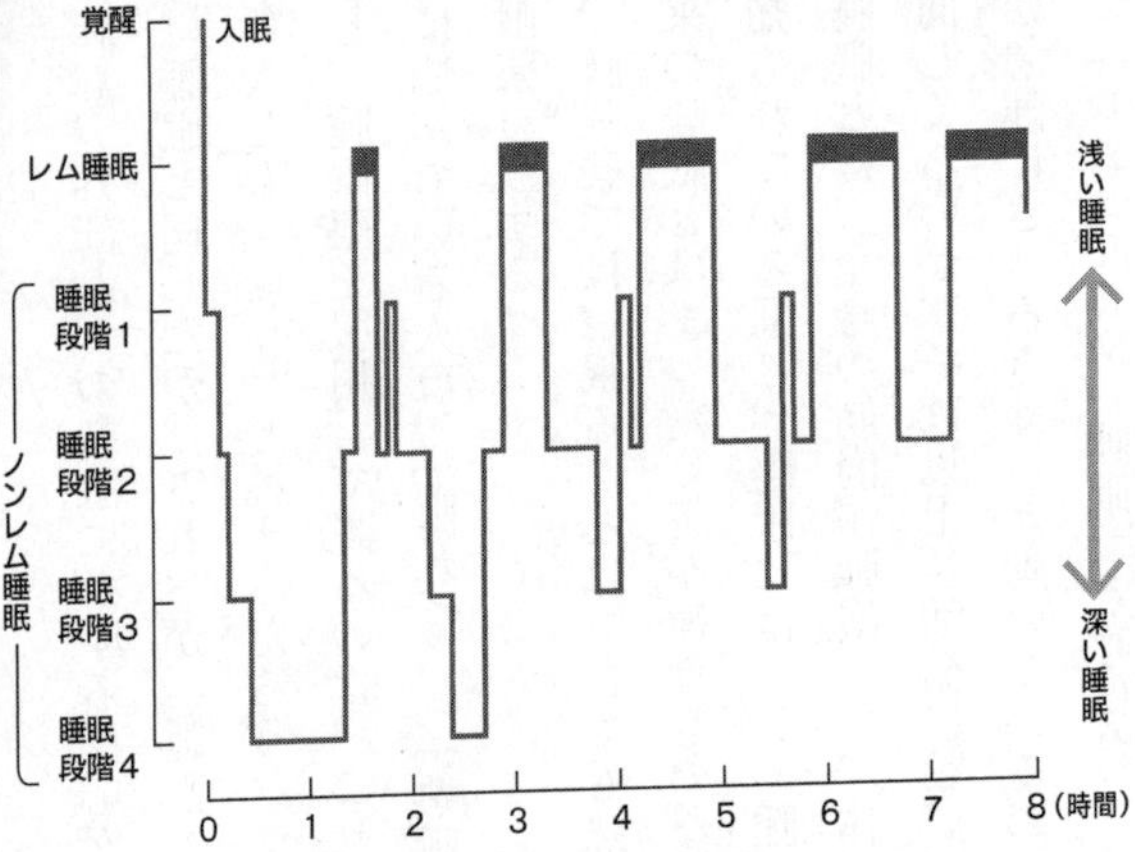

この間は筋肉の緊張がほとんどないため、かなり強い感覚刺激を与えなければ目を覚まさない。ただし、レム睡眠時のほうが目覚めがいいと言われるのは、大脳が活動して覚醒する準備をしているからだ。

一方、ノンレム睡眠は、レム睡眠以外の睡眠のことだ。急速眼球運動をともなわず、大脳が休んでいる状態である。筋肉の緊張はある程度保たれているため、寝返りをうつことができる。

自然な睡眠というのは、眠り始

めるとすぐにノンレム睡眠になり、しばらくするとレム睡眠に移行し、その後、一晩に数回、ノンレム睡眠とレム睡眠が交互に繰り返される状態である。その周期はだいたい90分だと言われている。

ノンレム睡眠には、浅いまどろみ状態から深くぐっすりした熟睡まであり、最初のノンレム睡眠でもっとも深い眠りに入り、後半になるにつれて浅いノンレム睡眠に移行していく。

このように、レム睡眠とノンレム睡眠を交互に繰り返し、眠りが深くなったり浅くなったりするのが質のいい自然な睡眠である。それに対して、睡眠薬によってつくられる眠りは直線に近く、このような波が減っている。

睡眠薬がつくる眠りは、ノンレム睡眠でもなければレム睡眠でもない。

無理やり脳を鎮静させる「ノックアウト型」の睡眠だ。「麻酔と同じ」というのは、この意味である。

だから、睡眠薬が効いてくるとガンッと眠りにつき、時間がたつにつれて薬が分解されて効きが弱くなり、眠りが浅くなっていく。

お酒を飲んで眠ったときのことを思い出してみればいい。まったくお酒を飲まない人にはわからないだろうが、多少なりともお酒を飲む人であれば、誰もが経験しているだろう。

お酒をある程度飲むと、強制的に引きずられるように眠くなるが、一晩じゅう眠っていることは少なく、たいていしばらくすると目が覚める。それは睡眠薬と同じで、波のある自然な眠りではないからだ。

呼吸が浅くなる

レム睡眠、ノンレム睡眠があまりないということは、眠っているように見えて、実際は脳が休まっていないということだ。だから、睡眠薬を飲んで眠ると、眠った気にはなっても疲れはとれない。

睡眠薬を使っている患者さんのなかに、

「昼間も眠くなる」

「眠っても、だるさがとれない」

と言う人がいる。

それは、睡眠薬がもたらす眠りの性質を考えると当然のことなのだ。もう一つ、睡眠薬がつくる眠りには大きな欠点がある。

それは、呼吸が浅くなることだ。麻酔と同じなのだから、呼吸が抑制される。すると酸素を十分に取り込めなくなり、血液中の酸素が不足した状態になる。低酸素状態が進むと、脈拍や血圧が上昇し、不整脈や意識障害を引き起こすこともある。

だから、閉塞性肺疾患などの持病があり、もともと肺の機能が衰えている高齢者が睡眠薬を飲むと、さらに呼吸がしづらくなる。

また、「高地での睡眠薬の服用は避けたほうがいい」と言われるのは、酸素が薄い高地で睡眠薬を飲むと、さらに酸素を取り込めなくなるからだ。

意識が飛んで奇妙な行動をとる

睡眠薬を飲んで眠った翌朝、目が覚めたら、冷蔵庫の中を漁《あさ》ってケーキを食べていた形跡があった。でも、本人は、さっぱり覚えていない――。

ほかには、知らないうちに友だちに電話をかけていたとか、外に出て徘徊していたとか、知らない間にネットショッピングをしていて覚えのない商品が届いたとか、普段はおとなしい人が暴力的になった、とか。

そうしたことを本人はまったく覚えておらず、周りから言われたり、起きると部屋が散らかっていたり、覚えのない商品が届いたりして、はじめて気づくのだ。

睡眠薬による眠りはお酒を飲んで眠るのに近い、と書いたが、覚えていない行動の数々は酩酊《めいてい》状態と同じだと考えてもらえばいい。お酒を飲みすぎて酩酊状態に陥ると、こうした行動は決してめずらしいことではない。

睡眠薬は、麻酔薬のように意識を飛ばすわけだから、覚えていないことがあってもまったく不思議ではない。

怖い話をすると、救急医が診察したときのことをまったく覚えていなかった、という医学論文もある。この救急医の場合、いつもよりすこしハイなくらいで、診察や判断は普段通り的確に行なっていたそうだ。

つまり、睡眠薬がつくる眠りは人工的なものであって、本来の睡眠とはまったく違うものである。そう書くと、

「いやいや、私は睡眠薬を飲んで眠って、翌朝スッキリした」

と言う人も、なかにはいるだろう。

だが、それは眠った気になっただけなのだ。眠れない夜が続いて参っている人は、眠った気になれるだけでもいいと思うかもしれない。

しかし、睡眠薬でつくられた眠りでは、脳と体の休息は得られない。そのため、かえって疲れるだけではなく、気づかないうちに睡眠薬に体を蝕《むしば》まれているのだ。

そのことは、次の章で説明しよう。

第3章

睡眠薬の正体

睡眠薬は向精神薬の一種

第2章では、睡眠薬でつくられた眠りはフェイクであって、本来の睡眠の役割を果たさないことを説明した。では、そもそも睡眠薬とは何物なのか。

この章では、睡眠薬の正体について、基本的なことから解説しよう。

まず、睡眠薬は向精神薬の一種である。向精神薬とは、中枢神経系に作用して精神に何らかの影響を与える薬の総称である。

基本中の基本だが、睡眠薬が向精神薬であることを理解していない人が結構多い。内科や整形外科など、精神科以外で睡眠薬を処方されている人が多いからだろうか。あるいは、眠るという身体活動を助ける薬だと思うからだろうか。

いずれにしても、「向精神薬は怖い」「向精神薬は飲みたくない」と思っている人でさえ、睡眠薬だけは抵抗なく使っていることがある。

しかし、睡眠薬も、抗精神病薬や抗うつ薬、抗不安薬、気分安定薬などと同じ向精神薬なのである。

睡眠薬の大まかなメカニズムは、脳内の神経伝達物質の機能を遮断するか活発化させることで中枢神経の活動を抑制し（＝脳の興奮を抑えて）、眠りに導くことだ。だから、人間の体におよぼす効果は、ほかの向精神薬と何ら変わりない。

イメージ緩和のために「導入剤」と呼ぶ

「寝つきが悪くて困っているんです」

と訴える患者さんに、「じゃあ、導入剤を出しますね」と言う医者がいる。

睡眠薬ではなく、「睡眠導入剤」という言葉をあえて使っているわけだが、意味は変わらない。

向精神薬であるにもかかわらず、睡眠薬に対しては抵抗がない人が多いと書いたが、なかには、「睡眠薬」という響きにどことなく怖いイメージを抱いている人もいる。そのため、睡眠薬とは言わず、「導入剤」と呼んでごまかしているだけのことである。

一般的に、「睡眠導入剤」と呼ばれるのは、

- トリアゾラム（商品名は「ハルシオン」）
- ゾルピデム（商品名は「マイスリー」）
- ゾピクロン（商品名は「アモバン」）
- エスゾピクロン（商品名は「ルネスタ」）

など、半減期の短い睡眠薬である。半減期とは、薬を服用した後、薬の成分の血中濃度が最高到達時の半分になるまでにかかる時間のことだ。

トリアゾラム、ゾルピデム、ゾピクロン、エスゾピクロンといった睡眠薬は、飲んでから1時間前後で血中濃度がもっとも高くなり、2〜4時間で半減する（「ルネスタ」は約5時間）。ほかの睡眠薬に比べて半減期が短い（第4章参照）のが特徴である。

簡単に言えば、効果が表れるのも、効き目が切れるのも早いため、寝つきの悪さを訴える患者さんによく使われる。また、血中濃度が短時間で下がるということは、ほかの睡眠薬に比べて短時間で成分が体から抜けていくわけで、医者にとって出しやすい薬だといえる。

だから、多くの医者が、「安全性が高い睡眠薬だ」と言って患者さんに紹介している。

しかし、実際のところ、第2章で紹介した、「夜中に冷蔵庫を漁ってケーキを食べていたのをまったく覚えていない」などという話をいちばんよく耳にするのが、ゾルピデムなのだ。

トリアゾラムにいたっては、わずかに過量服用しただけで記憶喪失《そうしつ》を引き起こす。1990年代初頭には「性犯罪やダウナートリップに最適なドラッグ」と煽りたてられ、世界じゅうで社会問題になった。

ダウナーとは「精神的に抑制される」という意味だが、すぐに効いた気がして健忘が出やすく、酔っ払いがラリっているのと同じ状態をつくりだせてしまうので危険極まりない。もちろん、ジャンキーたちは嘘を並べたてて正当化し続けるだけだが……。

アメリカでは、母親を銃で撃ち殺したユタ州の50代の女性が、「日頃用いていたトリアゾラムの精神障害によって引き起こされた殺人事件である」との精神科医の鑑定によって、不起訴になったことがあった。

しかも、その女性が「ハルシオン」の製造メーカーであるアップジョン社（現・ファイザー）を訴えたところ、同社は当初、非を認めなかったが、裁判所から臨床試験データを提出するように言われた途端に和解を申し出た。

このアップジョン社については、さらに、臨床試験で被験者が妄想やうつ病、記憶障害などの重大な精神症状を引き起こしていたのに報告していなかったことが判明したうえ、FDA（アメリカ食品医薬品局）の調査によって、ほかにもデータの捏造《ねつぞう》があったことがわかった。

以来、欧米では、「ハルシオン」の販売が中止されたり、医療保険の対象から外されたり、あるいはトリアゾラムの容量を厳しく制限したりして自由に使えなくなっている。はっきり言って、トリアゾラムを1回分0・5mgも処方しているのは日本だけだ。

「睡眠導入剤」というオブラートに包んでいても、睡眠薬であることに変わりはない。「睡眠導入剤」と呼ばれるものが、睡眠薬のなかで安全性が高いというわけでは決してない。「睡眠導入剤」と言い換えるのは、たんなるごまかしであることを理解していただきたい。

市販の「睡眠改善薬」も同じ

さらに言えば、薬局やドラッグストアなどで販売されている睡眠改善薬のことを、睡眠導入剤だと勘違いしている人もいる。睡眠改善薬は睡眠薬に含まれている成分とは違い、鎮痛薬や抗ヒスタミン薬に含まれる眠気を誘う成分を利用したものだ。

鎮痛薬や、アレルギーや花粉症に使われる抗ヒスタミン薬は、副作用として眠気を起こすことが知られている。　睡眠改善薬は、この副作用を主作用として活用したものだ。

ちなみに、私は普段、「副作用」という言葉は使わないようにしている。なぜなら、この世に副作用などというものは存在しないからだ。

副作用は、製薬会社や医療界が患者さんに薬を飲ませたいがためにつくりあげた都合のいい概念である。薬が人体におよぼす影響や結果は、すべて作用であり、副作用でも主作用でもない。

鎮痛薬が痛みを感じなくするだけでなく、眠気も起こすとすれば、そういう物質なのである。「主作用」「副作用」と呼ぶことで、痛みを鎮めることだけにフォーカスを当てて、ほかの作用を隠しているだけだ。ただし、本書では、わかりやすくするために、便宜上、「副作用」という言葉を使わせていただく。

睡眠改善薬に話を戻そう。睡眠改善薬は、鎮痛薬や抗ヒスタミン薬の副作用として知られる眠気を、主作用として活用しているという話だった。

具体的には、脳内の神経伝達物質の一つで、覚醒の維持にかかわるヒスタミンが受容体と結合するのをブロックし、脳が覚醒するのを抑制するのだ。つまり、向精神薬である睡眠薬とは成分は違っていても、体におよぼす作用はほとんど同じである。

睡眠改善薬は、医師の処方箋なしに購入できる薬である。そのため、睡眠薬以上に気軽に頼っている人が多い。しかし、後述する睡眠薬の害は、睡眠改善薬でも同じだと思っていただいてかまわない。

大麻やLSDよりも依存性が高い

では、あらためて、睡眠薬とはいったい何なのか。

私は、睡眠薬をはじめ、すべての向精神薬は麻薬と同じだと考えている。覚醒剤やコカインに比べて、依存性や副作用がややマシなだけで、高い依存性をもち、深刻な副作用や後遺症、中断時の禁断症状を生み出すという点で、麻薬と同じようなものである。

図表6　薬と麻薬類が体に与える影響

薬・麻薬類名称	平均	多幸感	精神的依存	身体的依存
バルビツール酸系	2.01	2.0	2.2	1.8
ベンゾジアゼピン系	1.83	1.7	2.1	1.8
アンフェタミン	1.67	2.0	1.9	1.1
ヘロイン	3.00	3.0	3.0	3.0
コカイン	2.39	3.0	2.8	1.3
アルコール	1.93	2.3	1.9	1.6
大麻	1.51	1.9	1.7	0.8
LSD	1.23	2.2	1.1	0.3
エクスタシー	1.13	1.5	1.2	0.7

注）各種薬物について0～3の範囲でスコアを尺度化。
出所）ランセット誌（2007年）に掲載された論文をもとに著者作成。

図表6は、国際的な医学雑誌「ランセット」に掲載された論文をもとに、薬と麻薬類が人体に与える影響をまとめたものだ。

論文では、麻薬と薬、タバコ、アルコールなどの20種類の物質について、その精神的依存、身体的依存、多幸感を、それぞれ0～3でスコア化し、比較している。

図表のなかのバルビツール酸系とは、以前、睡眠薬の主流として使われていたもので、ベンゾジアゼピン系は、現在、睡眠薬や抗不安薬の主流として使われているものだ。

この図表を見ると、バルビツール酸系もベンゾジアゼピン系も、ヘロインやコカインに比べれば依存性は低いものの、大麻やアンフェタミン、LSD、エクスタシー（MDMAを主成分とする麻薬）よりも依存性が高いことがわかる。

ちなみに、アンフェタミンは、日本では覚醒剤に分類されている物質で、LSDは強烈な幻覚作用をもつ麻薬、エクスタシーは合成麻薬の一種である。バルビツール酸系やベンゾジアゼピン系の睡眠薬は、これらよりも依存性が高いのだ。

図表7は、ベンゾジアゼピン系の功罪をまとめた医療家向けの資料である。ここにあがっている利点と欠点は嘘だらけであるが、何も知らない状態でこれを読めば信じてしまうことだろう。

ここでわかりやすいのが、図表にある「医院経営への影響」についての記述である。「常用量依存を起こすことにより、患者が受診を怠らないようになる」というのは、「薬漬けにして貢いでもらう」と言っているようなものだ。

図表7　ベンゾジアゼピン系の利点と欠点

患者にとっての有用性

利　点	欠　点
短期効果 ・服用してすぐに効果がわかる ・恐怖状況に耐えるのが容易になり、恐怖症的回避による生活の障害が軽減する ・対象となる症状が広く、一方で禁忌が少なく、患者の自己判断で使える ・うつ症状の一部が早期に改善する **離脱** ・うつ病の患者の不眠や不安についてはうつ病が寛解すれば離脱できる **経済性** ・安価 **安心感** ・“軽い安定剤”として昔から使われ、安心感がある	**長期効果** ・１ヶ月以上の長期の経過においては、利益がない ・頓服使用は、その場の症状緩和には役立つが、長期的な改善は起こらない **離脱** ・慢性うつ病については、離脱ができず長期使用になる ・広場恐怖を伴うパニック障害やその他の不安障害は慢性に経過することが多く、これらの患者の不安症状に対する使用は長期使用になる ・これらの結果、治らないが服薬はやめられない。“半病人状態”、多剤併用の原因になる

安全性／副作用

利　点	欠　点
・不快・重篤な副作用、併用禁忌が少ない ・大量服用しても安全	・認知機能の低下や精神運動機能の抑制、健忘、転倒、交通事故、特に高齢者 ・脱抑制、特にアルコール併用のときに増強 ・長期使用のほとんどの症例に耐性・常用量依存が生じ、多くの症例は離脱を試みて失敗する ・ごく少数の症例に乱用・コントロール喪失が生じる ・長時間作用型と短時間作用型では後者に問題が起こりやすい

医師にとっての有用性

利点	欠点
処方の容易さ ・診断をつけずに処方しても問題が起こることが少ない ・本人の訴えに応じて処方すればよく、治療計画は不要で、機械的な処方ができる ・服用量や服用時間、頓服について、患者の判断に任せても、問題になることが少ない ・誰でも服用している・内科でも処方する“軽い安定剤”という名前で広く知られており、患者に警戒心を起こさない ・抗精神薬や抗うつ薬につきまとう“精神病”というマイナスのイメージがない **医院経営への影響** ・常用量依存を起こすことにより、患者が受診を怠らないようになる	・最近、メディアにて処方薬依存・乱用が問題として取り上げられるようになり、処方することがためらわれるようになった

出所）原井宏明「向精神薬を漸減・中止すること　認知行動療法の立場から」（『国立病院機構菊池病院臨床研究部報告書』）

海外では麻薬として規制されている

麻薬というと、日本ではモルヒネやコカイン、ヘロインなどのことを指す。法律上は、麻薬及び向精神薬取締法によって具体的に指定されている。

この麻薬及び向精神薬取締法では、バルビツール酸系やベンゾジアゼピン系をはじめ、向精神薬も取り締まりの対象としているが、「麻薬に関する取締り」と「向精神薬に関する取締り」に分けて考えられている。そのうえで、向精神薬を第1種から第3種まで3段階に分類している。

海外では、バルビツール酸系やベンゾジアゼピン系は麻薬とまったく同列に扱われている。たとえば、アメリカでは、麻薬や特定の薬物の製造や濫用を規制するために規制物質法という法律がある。

この法律では、濫用の可能性や医学的な用途の有無、中毒の可能性に応じて、規制対象物質をスケジュール1～5に分けている。

具体的には、短時間作用型のバルビツール酸系はコカインと同じ「スケジュール2」に、中時間作用型のバルビツール酸系は「スケジュール3」に、長時間作用型のバルビツール酸系とほとんどのベンゾジアゼピン系は「スケジュール4」に分類されている。

ただし、ベンゾジアゼピン系のなかでもフルニトラゼパム（商品名は「ロヒプノール」「サイレース」）は、州によって大麻やヘロイン、MDMAなどと同じ「スケジュール1」に指定され、持ち込みが禁止されている。

イギリスでは、1971年薬物乱用法によって、「クラスA（もっとも有害なもの）」「クラスB」「クラスC」と「一時的クラス薬物」の4つに分類して規制している。そして、ほとんどの睡眠薬は「クラスC」に指定され、規制の対象となっている。

つまり、海外では、睡眠薬をはじめとした向精神薬は、まったく麻薬と同じように厳格に規制されているというわけだ。

副作用、禁断症状、後遺症も似ている

睡眠薬も含めた向精神薬は、体への作用の仕方という点でも麻薬とそっくりである。脳内のさまざまな神経伝達物質（脳内ホルモン）は、図表8のような過程を経て合成される。

たとえば、抑制系の神経伝達物質であるGABA（ギャバ）は、L-グルタミンからL-グルタミン酸になり、最終的に合成される。図表のなかで丸囲みで書かれている物質は、化学変化が起こる際に触媒として使われる酵素だ。

GABAには、受容体と結合することで脳内の興奮を抑制する作用がある。そのため、現在使われている睡眠薬の多くは、このGABAの作用を利用している。

すなわち、GABA受容体に作用してGABAと結合しやすくし、GABAがもつ抑制作用を増強しているのだ。バルビツール酸系の睡眠薬も、ベンゾジアゼ

図表8　脳内の神経伝達物質はこうしてつくられる

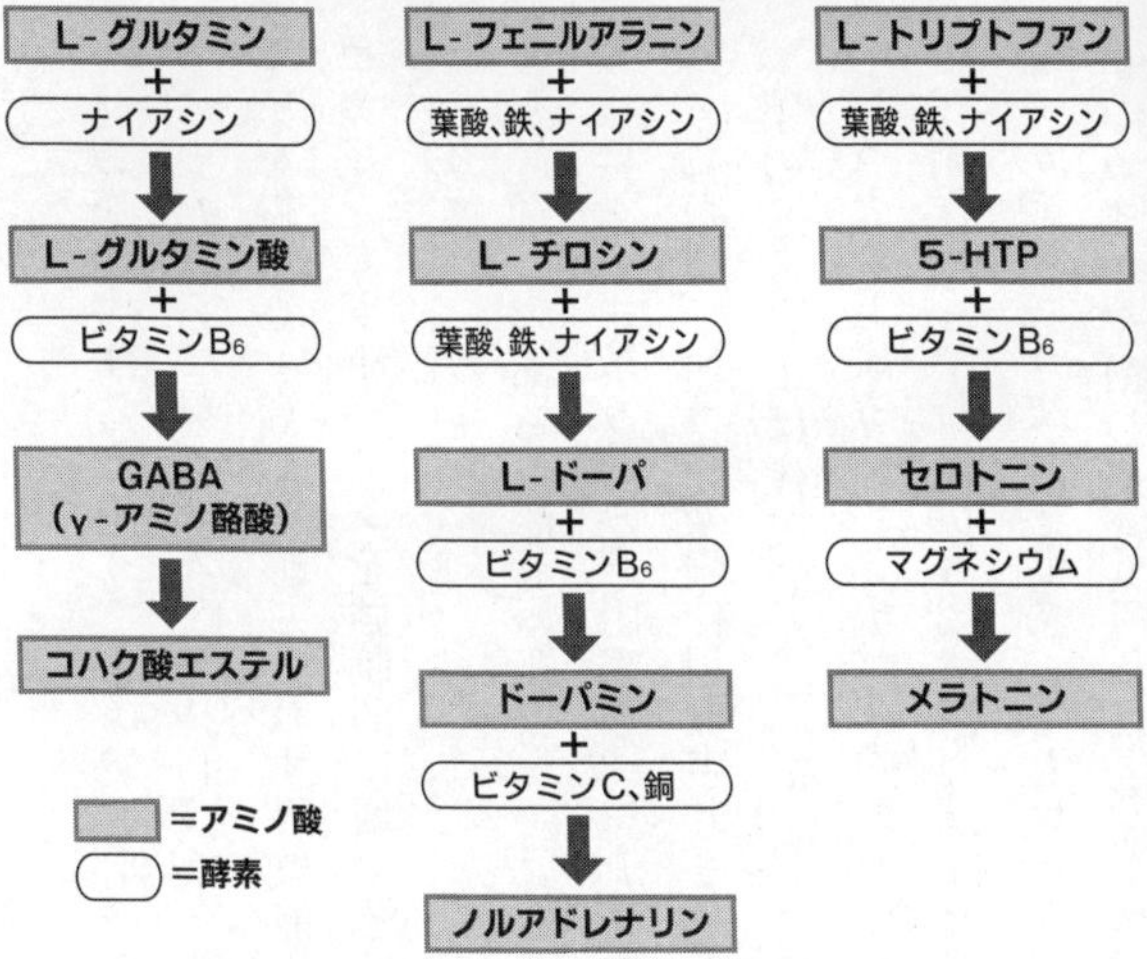

ピン系の睡眠薬も、この仕組みを利用している。

一方、麻薬と呼ばれるもの、たとえばコカインは、神経伝達物質のなかでもドーパミンの再取り込みを阻害《そがい》する。

神経伝達物質は、神経細胞から飛び出して別の神経細胞の表面にある受容体とくっつくことで情報を伝えるのだが、受容体とくっつかないで余っていると、再び元の神経細胞に取り込まれる。これが

「再取り込み」だ。

再取り込みを阻害するということは、ドーパミンが飛び出して余ったままになるということだから、シナプス内のドーパミン濃度が高まる。ドーパミンは、快感や多幸感を得たり、意欲を感じたりする機能を担う神経伝達物質である。そのため、コカインでドーパミンを強制的に増やせば、多幸感や高揚感、覚醒感がもたらされるのだ。

また、数年前に、ある芸能人が使っていたことで有名になったＭＤＭＡの場合、セロトニンの再取り込みを阻害し、シナプス内のセロトニン濃度を高める作用をもつ。これは、抗うつ薬の作用機序とまったく同じである。

抗うつ薬のＳＳＲＩは代表的な「選択的セロトニン再取り込み阻害薬」であり、ＭＤＭＡと同じように、シナプス内のセロトニン濃度を高める。まったく同じなので、副作用も禁断症状も後遺症もほぼ大差ない。

ここまでの説明ですでに感じていると思うが、睡眠薬や抗うつ薬といった向精神薬も、コカインやＭＤＭＡといった麻薬も、神経伝達物質が働く過程に作用し、その機能を増強するか遮断するかという基本はまったく同じである。

しかも、それを精製している点に特徴がある。違うのは、「どの神経伝達物質に作用するか」というだけで、やっていることはまったく同じなのだ。

農薬にも似ている

脳内の神経伝達物質に対してダイレクトに作用するのは、実は農薬も同じである。農薬には、歴史的に主に3つの種類がある。

一つ目は、有機リン系という、第2次世界大戦前後から殺虫剤として使われている農薬だ。これは、神経伝達物質のアセチルコリンが分解されるのを邪魔して、アセチルコリンを過剰に増やすことで虫を死にいたらしめるというものだ。

本来、アセチルコリンはアセチルコリンエステラーゼという酵素によって分解される。ところが、有機リンはアセチルコリンエステラーゼの作用を邪魔するため、アセチルコリンが分解されずに過剰に増えてしまう。

アセチルコリンには神経を興奮させる働きがあるため、有機リン系の農薬を散布された虫は神経を興奮させ続けて死にいたる。

地下鉄サリン事件（1995年3月、オウム真理教が営団地下鉄〈当時〉3路線で猛毒の神経ガスをまいて起こした無差別テロ事件）が起こったとき、治療にあたった医師たちは有機リン中毒の解毒剤を使って被害者の命を救った。

たしかに、有機リンとサリンには同じ作用機序がある。アルツハイマー病の薬も、まったく同じ作用機序をもつ。

二つ目は、有機リン系の農薬は人体にも大きな害を与えるということで新たに登場した、ネオニコチノイド系の農薬だ。これもアセチルコリンの働きを増強するという点では、有機リンと同じである。

ネオニコチノイドは、アセチルコリンの受容体であるニコチン性アセチルコリン受容体に結合し、神経伝達のスイッチをオンにし続けるので、有機リン系の場合と同様に神経を興奮させ続けて昆虫を死にいたらしめる。

三つ目は、1970年にアメリカのモンサント社が開発した除草剤「ラウンドアップ」に使われているグリホサートイソプロピルアミン塩だ。

グリホサートイソプロピルアミン塩は、フェニルアラニン、チロシン、トリプトファンの合成を阻害する。フェニルアラニン、チロシン、トリプトファンは、73ページの図表8を見ていただければわかるが、ドーパミンやノルアドレナリン、セロトニン、メラトニンといった神経伝達物質を生み出す過程で必須のアミノ酸である。これらが阻害されると、その後の合成ができなくなるため、即効、死にいたる。

結局、農薬がどうやって虫や雑草を殺しているのかといえば、有機リン系やネオニコチノイド系のように神経伝達物質の作用を無理やり増強するか、グリホサートイソプロピルアミン塩のようにアミノ酸の合成を阻害して無理やり断ち切るかのいずれかである。

これは、精神薬や麻薬がやっていることと基本は同じだ。

寝酒か、睡眠薬か

睡眠薬は、アルコールにも似ている。アルコールも睡眠薬と同様、ＧＡＢＡの受容体に作用する。バルビツール酸系睡眠薬やベンゾジアゼピン系睡眠薬と同じだ。ただ、アルコールの場合は、興奮系の神経伝達物質の受容体にも作用するなど、作用部位が決まっていない。

よく、睡眠薬がわりに寝酒を飲む人がいる。寝酒によって生じる状態は睡眠薬とよく似ているのに、多くの医者が、

「寝酒はやめなさい。体に悪いから睡眠薬にしたほうがいい」

と言うだろう。

私も睡眠薬の害について無知だった昔は、教えられるままに、「寝酒はよくないからやめなさい」と言って睡眠薬を処方していた。

「睡眠薬の適正な使用と休薬のための診療ガイドライン」（厚生労働科学研究・障

害者対策総合研究事業「睡眠薬の適正使用及び減量・中止のための診療ガイドラインに関する研究班」および日本睡眠学会・睡眠薬使用ガイドライン作成ワーキンググループ編）の「患者向け解説」には、寝酒について次のように書かれている。

アルコールには、一時的には寝付きが良くなり睡眠が取りやすくなったように感じる効果があります。しかし、実はそうした効果は一晩の前半だけにしか生じず、後半になると逆に眠りが浅くなって頻繁に目が覚めるなど睡眠の質が悪化します。

これは、夜間にアルコールが体から抜けてゆく反動で眠りが浅くなるからです。また、睡眠をとるためにアルコールを毎日飲んでいると、徐々に体が慣れてしまって効かなくなり、アルコール性の不眠の原因になります（休肝日に眠れないのは要注意です）。また、アルコール依存症に陥ってしまう危険性もあります。不眠が続くようなら、アルコールに頼らずに医師と相談し、診断の結果、睡眠薬が必要であれば服用することをお薦めします。睡眠をとるための（睡眠薬代わりの）寝酒は百害あって一利なしです。

ここに書かれている「アルコール」と「寝酒」の部分を、そっくりそのまま「睡眠薬」に入れ替えていただいてかまわない。最後の「睡眠薬が必要であれば服用することをお薦めします」という部分のみいらないだけで、最初から最後まできれいに当てはまる。

睡眠をとるための睡眠薬は、百害あって一利なしである。アルコールも体によくないが、量を保てば睡眠薬よりはよほどマシである。とはいえ、アルコールにも頼らないようにしていただきたい。

睡眠薬は眠れなくなるクスリ

では、ここから、睡眠薬がどんな弊害《へいがい》をもたらすのかを具体的に紹介しよう。

睡眠薬のいちばんの問題は、皮肉にも、眠れなくなることだ。より正確に書くなら、睡眠薬なしには眠れなくなる。つまり、依存の問題である。

「最近の睡眠薬は、依存性はあまりないから」

そう言って、睡眠薬を処方する医者は多い。

しかし、睡眠薬の添付文書に真っ先に書かれている副作用が「依存性」である。

たとえば、国内でもっとも売れている睡眠薬であるゾルピデム（商品名は「マイスリー」）の添付文書を見ると、「重大な副作用」の一番目に「依存性、離脱症状」と書かれている。

現在、睡眠薬の主流として使われているベンゾジアゼピン系は、66ページの図表6からわかるように、コカインや大麻、アルコールよりも依存性が高い。

だから、海外では、睡眠薬の処方には規制が設けられている。たとえば、イギリスのガイドラインでは、ベンゾジアゼピン系は短期間の救済措置のみに適用され、4週間以内の処方に留めるよう記載されている。

同様にフランスでも、不安障害の治療に対しては12週間、不眠症の治療に対しては4週間を超えてはならないとされているほか、香港や台湾でも4週間を超えてはならない、とガイドラインなどで定められている。

では、日本ではどうか。前出の「睡眠薬の適正な使用と休薬のための診療ガイドライン」には、次のように記載されている。

睡眠薬を服用していると、依存症になってやめられなくなるのではという心配を伺うことは少なくありません。しかし、あなたが睡眠薬の服用を始めたばかりなら、先々やめられなくなるかどうかを心配するより、まず医師の指示通りに服用して症状を改善させることを最優先にすべきでしょう。現在用いられている大部分の睡眠薬には強い依存性はありません。したがって、服用を始めてから短期間でやめられなくなることはありません。(以下、略)

海外では4週間の服用で依存が起こると言われているにもかかわらず、日本のガイドラインでは「強い依存性はない」「短期間でやめられなくなることはない」と言い切っている。

さらに、このガイドラインには次のような記載もある。

（略）不眠症への有効性は、ベンゾジアゼピン系および非ベンゾジアゼピン系睡眠薬も概ね1週以内に発現するが、1～2週間以上継続することでさらに主観的な睡眠潜時の短縮や睡眠の質の改善が得られる割合は増加する。

（以下、略）

つまり、1、2週間よりも長く服用を続けることをすすめている。私には、依存をしっかりつくって患者を囲い込むための嘘としか思えない。

日本でも、依存や濫用の問題を受けて、2014年10月から、「1回の処方において、3種類以上の抗不安薬、3種類以上の睡眠薬、4種類以上の抗うつ薬又は4種類以上の抗精神病薬を処方した場合、原則的に、（医療機関が得られる）診療報酬を減額する」というペナルティが定められ、事実上、睡眠薬は2種類までしか出せなくなった。

しかし、「他の医療機関ですでに多剤投与されていた場合」や「精神科の診療経験が十分にある医師が投与した場合」には、3種類以上処方できるという抜け道もある。

また、処方量や日数については制限していない。「1回に処方できる睡眠薬は30日分（種類によっては90日）まで」というルールはあるが、あくまでも「1回の処方で」というルールなので、患者さんが薬をもらいに行けば、いくらでも継続して服用することができる。

日本のように処方期間に制限がなく、継続服用をすすめるというのは論外だが、私は4週間でも長すぎると思う。

不眠に悩んでいる人は、麻酔のようなノックアウト睡眠であろうと、その日眠れたなら、次の日も睡眠薬を使いたいと切に願うだろう。そうやって睡眠薬が手放せなくなるのだ。

たった1日でも依存はつくられる。一度甘い味を覚えたら、また甘いものが欲しくなるのと同じようなもので、一度でも「睡眠薬を使えば簡単に眠れる」ことを知れば、ないと不安になり、依存がつくられてしまう。

耐性の裏で毒が体内に蓄積されている

依存性の高さと表裏一体の問題が、「耐性がつくられる」ということだ。

最初は、飲めばすぐに眠くなっていたのに、毎晩服用しているうちに効かなくなっていき、どんどん量が増え、ますますやめられなくなる――そんな経験をもつ人は多いだろう。

「いまの睡眠薬では耐性がつくられることはない」

そう嘯《うそぶ》く医者もいる。

しかし、睡眠薬を服用した経験のある人なら、程度の差こそあれ、同じものを飲み続けていると効かなくなることは、身をもって知っているだろう。

「耐性がつく」と書くと、体が慣れて、成分を分解しやすくなっていくものと考える人がいるが、決してそんなない話ではない。

では、体内で何が起きているのか。まだ完全に確立されていない理論だが、現段階でもっとも有力なのは「ダウンレギュレーション」仮説だ。

薬というのは、薬に含まれたある物質が、体内にある受容体にピタッとくっついてはじめて作用する。睡眠薬の場合、脳内のGABAの受容体に働きかける。

受容体は脳にある。毎晩、睡眠薬を飲んでいると、同じ物質がどんどん入ってくるので、脳内で余り始める。そのすべてと受容体がくっつくと、強力に作用し、必要以上に眠くなるため、体のほうが受容体の数を減らし始める。これが「ダウンレギュレーション」と呼ばれている。

つまり、受容体の数を減らすことで作用を薄めて、効きにくくしているわけだが、これが「耐性がつく」ということである。耐性がつけば、同じ薬、同じ量では効き目が感じられなくなる。だから、もっと強い薬に変えるか、量を増やすかの繰り返しになり、どんどんドツボにはまっていく。

脳内の受容体の数は減っているのに、睡眠薬を毎晩服用し、特定の物質を流し込んでいると、受容体とくっつかなかった物質が体内で余っていく。睡眠薬は脂溶性なので、余った物質は脂肪のなかに蓄積されていく。

脂肪といっても、皮下脂肪や内臓脂肪だけではない。大事な脳だって脂肪のかたまりである。しかも、脳は余った分が蓄積しやすい場所の一つでもある。シナプスとシナプスの間にも脂肪組織はある。細胞膜も脂質でできている。毒の貯金箱は全身のいたるところにあるのだ。

だから、睡眠薬を何年も飲み続けてきた人は、たとえある時点で断薬できたとしても、それまでに貯め込んだベンゾジアゼピン系などによって、すでに体は真っ黒になっていると心してほしい。

第5章で詳しく説明するが、脂肪のなかに蓄積された物質を体外に出すのは、かなりの苦労を要する。だからこそ、最初から手を出さないことが最善の方法なのだ。

飲めば飲むほど日常の不安が増す

ＧＡＢＡに対する受容体が減ると、睡眠以外にも影響が生じる。ＧＡＢＡが抑制系の神経伝達物質であることはすでに書いた通りだ。興奮した神経を落ち着かせたり、ストレスや不安を和らげてリラックス状態をもたらしたりする作用がある、と推測されている。

睡眠薬を飲み続け、ダウンレギュレーションによってＧＡＢＡの受容体が減ってくると、普段からＧＡＢＡが作用しなくなる。その結果、睡眠薬を飲めば飲むほど不安や緊張が増して、精神的に脆弱《ぜいじゃく》になっていく。そうすると、ますます睡眠薬に依存するという悪循環に陥る。

睡眠薬の服用をやめたときに出る禁断症状のなかで、不眠に次いで多く見られるのが強い不安だ。睡眠薬に手が伸びる人は、もともと不安が強い人かもしれない。しかし、断薬時に出る不安は、睡眠薬を使う前よりも強い不安であることが多い。

禁断症状といえば、肩こりや筋肉痛、頭痛も、ベンゾジアゼピン系睡眠薬の禁断症状としてよく聞く。

肩こり、筋肉痛、頭痛なんて、睡眠薬とはまったく関係がないように思うかもしれない。しかし、睡眠薬には、種類によって強弱はあれども、筋弛緩《きんしかん》作用をもつ成分が含まれている。それによって、薬を飲んでいる間は、肩こりや筋肉の張り、痛みがとれたように感じるのだ。

だが、それはあくまでも麻酔薬と同じようなものだ。実際には何も変わってはいない。変わっていないどころか、全身のGABA受容体に作用するため、薬の服用をやめると、2倍、3倍のこりや痛みを感じるようになったり、そのほかの部分がひどい筋肉痛になったりする。

実は、ベンゾジアゼピン系睡眠薬には筋弛緩作用があるため、整形外科で肩こりや首のこり、腰痛などを訴える患者さんによく使われている。レントゲンを撮っても骨が折れているわけではなく、原因不明の場合に処方されたりする。

最初は筋弛緩作用のおかげでよくなった気になっても、だんだん症状がひどくなることがある。

同じように、知覚過敏や知覚変容も、よく聞く禁断症状の一つだ。睡眠薬には麻酔薬のように感覚を遮断する作用があるため、服用をやめると、逆にさまざまな知覚刺激に過敏になることがある。

たとえば、「光がまぶしくて目を開けていられない」と訴える人もいれば、感覚が過敏になってちょっとした刺激で痛みを訴える人もいる。あるいは、「床がうねっているように感じる」「体が揺れているように感じる」といった知覚変容を起こす人もいる。

患者さんが訴える症状は本当にいろいろで、どんな症状が出るかはかなり個人差がある。強い不安、こりや筋肉痛、さまざまな感覚の過敏性や変容といった禁断症状は、睡眠薬で無理やりホルモンの働きや感覚をコントロールしたことの反動で起こるものだ。

薬が効く時間が短くなり、薬の効果が切れてくると、さらに症状が悪くなるのは、実は睡眠薬だけではない。ほかの向精神薬でも同じである。

たとえば、パーキンソン病の治療薬でも同様のことが起こる。パーキンソン病は、医学的には体内のドーパミンが減ることが原因と言われている。そのことは私も理解できる。しかし、だからといって薬でドーパミンを増やせばいいのかといえば、そうではない。

現在、パーキンソン病に対しては、不足しているドーパミンを補充する薬が治療の中心として使われているが、対症療法でしかないため、ますますドーパミンに対する依存が高まってしまう。

そうすると、「オンオフ現象」といって、薬を飲んでいるときだけすこし元気になり（オン現象）、薬の効果が切れるとバーンと症状が悪化する（オフ現象）。まさに禁断症状のような状態に陥るのだ。

人間が本来もっているホルモンの機能を、クスリで操作してもいいことはない。麻薬と同じなのだから、必ず禁断症状がともなう。

睡眠薬を飲むのは脳細胞を殺す行為

神経伝達物質は、本来、体内で量を調整するものだ。薬で無理に増やしたり、減らしたりするものではない。無理やり増減させようとすると、必ず何かが狂ってしまう。

それは、一時的な禁断症状以外に、さまざまなかたちで現れる。

その一つとして、実は向精神薬は違法ドラッグやアルコールよりも脳細胞を殺すことがわかっている。

このことを裏づける研究として有名なのが、アイオワ大学の精神医学者ナンシー・アンドリーセン氏の研究だ。

アンドリーセン氏は、新たに統合失調症と診断された人の脳をＭＲＩ（核磁気共鳴画像法）で定期的にスキャンし、経年変化を観察した。

その結果、統合失調症と診断された患者さんの脳は、正常な人の脳よりも急速に萎縮し、とくに抗精神病薬を大量に投与された患者さんほど脳が萎縮していることが判明した。

この研究結果で大事なのは、精神症状の重症度や、違法ドラッグやアルコールの濫用度よりも、抗精神病薬治療の集中度のほうが、脳質量の減少とのかかわりがはるかに強かったということだ。つまり、抗精神病薬こそが、脳細胞を殺し、脳の萎縮を進めている張本人だったのだ。

この、統合失調症などに使われる抗精神病薬を、日本の精神科医たちは不眠治療のために平気で処方している。向精神薬自体が神経細胞毒なのだから、それが睡眠薬であれ抗精神病薬であれ、脳を損傷しているという点では大きな違いはない。

大量の飲酒が脳の萎縮につながることはわかっている。だから、お酒を飲みすぎるのはよくない。

しかし、ここで考えてほしい。よほどお酒に弱い人は別として、多くの人はお酒を1杯飲んだだけで意識がなくなることはないだろう。

それに対して、睡眠薬はどうだろうか。はじめて服用すると、たった1錠でも意識がなくなる。1錠でそれだけ効くということは、その毒性の強さも推して知るべしだ。

睡眠薬を飲み続けるということは、みずから脳細胞を殺しているに等しい。脳細胞を殺し、脳を萎縮させるのだから、記憶が飛んだり、認知症のような症状が出やすくなったりする。

実際、2012年に、イギリスのカーディフ大学の医師グループが、ベンゾジアゼピン系の薬を定期的に服用していた男性は、飲んでいない人に比べて、認知症の発症リスクが3・5倍増加するという研究結果を発表している。

脳のどの部分がやられるかによって、症状は変わる。記憶力や思考力、計算力が低下することもあれば、芸術性や視覚、人間性に支障が出る場合もある。こうした変化が、服薬を始めてからどのくらいで見られるかには個人差があり、早い人は1、2カ月で脳の機能低下が始まると言われている。

また、性格だって変わる。さらに、神経系に作用するため、運動機能を障害したり、パーキンソン症候群やギランバレー症候群など、神経内科で扱うような病気を引き起こしたりすることもある。

しかし、多くの医者が、

「脳にとって睡眠は大事なので、睡眠薬を使って眠ったほうがボケ防止になりますよ」

などと平気で嘘をつく。あるいは、患者さんが、

「睡眠薬を服用してから、ボケてきた気がする。睡眠薬のせいじゃないだろうか」

と漠然と勘づいて、そのことを医者に訴えても、「年のせいですよ」の一言で片づけられてしまうだろう。

そうやって、薬のせいだと気づかれないまま、「しかたない」と片づけられている症状は結構多い。

ここで、ちょっと想像力を働かせてほしい。インディアンやアイヌ、イヌイットの人たち、あるいは日本でも戦前の人にはボケは少なかったと言われている。

高齢者がいなかったわけではない。

たとえば、アイヌの人々の例でいうと、墓地の遺跡調査では、65歳以上の人骨の出土率が3割を超える。それだけ高齢者が多かったわけで、長生きしていたということだ。狩りや移動の際に不慮の事故さえ起こらなければ、そんなに死ななかったのだろう。

しかも、80代、90代になってもボケることなく、しっかり話せて、自分の足で歩ける人が多かったのだ。それはなぜだろうか。

彼らの場合、一つには塩をきちんと摂っていたため、血圧が高かったからだと言われている。ただし、ここでいう塩は、化学的に精製された精製塩（塩化ナトリウム）ではなく、昔ながらの製法でつくられた自然塩のことだ。

高齢になると血圧が高くなるのは、正常な生理作用である。血圧が低いほうが、がんになりやすいこと、感染症になりやすいこと、そして認知症になりやすいことが、各国の研究でもわかっている。

血圧とはポンプの力のようなものであり、末梢へ血液を押し出す力なので、降圧薬などで無理に下げると血流不全になってしまう。異常な高血圧は、やはり食事で下げなければならない。だからといって、へたに減塩してはいけないのである。

もう一つの理由は、昔は睡眠薬も含めた神経細胞毒が存在しなかったからだ。20世紀に入ってから、薬や農薬のほかに、人工甘味料やトランス脂肪酸、グルタミン酸ナトリウム（化学的なうま味調味料）といったさまざまな食品添加物など、昔は存在しなかった神経細胞毒が世界じゅうに蔓延するようになった。

これらの神経細胞毒は人体にすぐに悪影響をおよぼすわけではないが、気づかないうちに体内に蓄積していく。そして、すこしずつ脳細胞を死にいたらしめ、あとになって弊害をもたらすのだ。

睡眠薬ばかりが問題になるわけではないものの、代表的な神経細胞毒の一つが向精神薬であり、その入り口になりがちなのが睡眠薬なのだ。偽りの眠りを手に入れることと引き換えに、脳細胞を殺し、認知症や神経疾患の発症リスクを高めているのだから、あまりに割にあわない取引ではないだろうか。

肝障害、脳卒中、がんのリスクが高くなる

睡眠薬の服用がもたらす弊害は、ほかにも数多く報告されている。

睡眠薬などの向精神薬は肝臓の酵素によって分解されるので、毎日飲んでいると肝臓に負担をかけることになる。

しかも、向精神薬にかぎらず、脂溶性の毒物——農薬、食品添加物、トランス脂肪酸など、現代に特有の神経細胞毒——もほとんどが肝臓で分解されるため、これらの脂溶性毒物を日々摂っている人は、その分、肝臓を疲弊《ひへい》させている。そのため、肝機能障害を起こす人が多い。

肝機能の状態は検査を行なえば数値として出るが、そもそも検査を行なわない医者が多いし、検査で肝機能障害が疑われても、「脂肪肝ですね」などと言って肝心の病気が無視されることもある。

そのほか、睡眠薬をはじめとする向精神薬は、松《しょう》果体《かたい》、脳下垂体、視床下部

といった脳のホルモンを分泌する部分に障害を起こしやすい。

これらがやられるとホルモンが乱れるため、全身のいろいろな部分に問題が生じる。膵臓、心臓、消化器、腎臓、眼など、あげればきりがなく、全身に影響を与えると言っても過言ではない。

台湾の医師グループが国民健康保険のデータベースから、2005〜09年に脳卒中と診断された1万2747人の患者さんを解析したところ、ゾルピデムを服用していた人は、服用していない人に比べて、脳卒中の発症リスクが1・37倍高いことが判明している。さらに、そのリスクは、次にあげるように年間の服用量が増えるにつれて上昇していた。

- 年間70mg以下……1・2倍
- 年間71〜470mg……1・41倍
- 年間470mg超……1・5倍

また、睡眠薬の服用によって、がんが増えるという研究結果もある。

アメリカのスクリップス研究所の医師チームが、ベンゾジアゼピン系、非ベンゾジアゼピン系、バルビツール酸系の睡眠薬を処方されている成人1万529人（平均年齢54歳）と、いずれの薬も飲んでいない同世代の2万3676人を対象に、平均2・5年間追跡調査を行なった。

その結果、これらの薬を多用している人（年間132回超）は、服用していない人に比べて、がんの発症リスクが1・35倍増加していた。

睡眠薬による死亡リスクは、がんにかかるのと同程度

ニセの睡眠と引き換えに失っているのは、健康だけではない。実は、命をも削っているのだ。睡眠薬の服用が死亡リスクを上げるという研究結果さえある。

102ページ図表9は、1カ月当たりの睡眠薬の使用頻度と死亡リスクの関係を示したものだ。

睡眠薬を使っていない人の死亡リスクを１・０とすると、月に１〜29回使っている人の死亡リスクは１・１〜１・２程度、月に30回以上、つまり毎日使っている人の死亡リスクは１・２５程度に上がっていた。

すなわち、睡眠薬を毎日服用している人は、まったく服用しない人に比べて、死亡リスクが25％高くなるということだ。死亡リスクが25％上がるというのは、がんなどの大病を患うのと同程度のリスクである。

がんの発症リスクを発表した先述の、スクリップス研究所の医師チームによる研究では、さらに大きなリスクがあることが示唆されている。睡眠薬を多用すると、早死にするリスクが、なんと5倍にも高まるというのだ。

平均２・５年間の追跡期間中に死亡した人は計１０００人未満と多くはなかったものの、死亡率を比べると、睡眠薬を服用している人（６３８人、６・１％）と、服用していない人（２９５人、１・２％）で大きな開きがあった。

さらに、服用量が増えるにつれて早死にリスクは高まっていたが、年間18回分以下の服用でも、飲んでいない人に比べて３・５倍以上という結果だった。

図表9　睡眠薬の使用頻度と死亡リスク

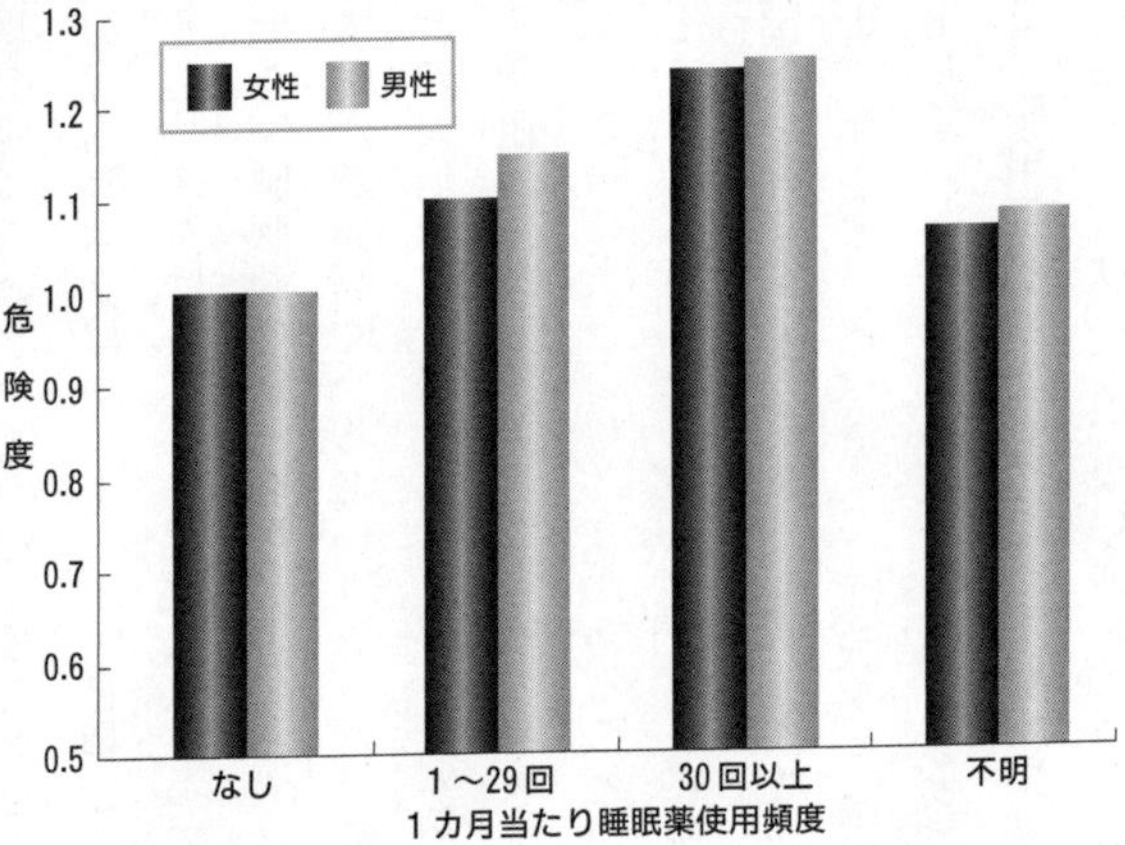

・年間0・4～18回分……3・6倍
・年間18～132回分……4・43倍
・年間132回分超……5・32倍

図表10は、睡眠薬の服用の有無と年齢階層別に生存カーブを示したものだ。睡眠薬を服用しているグループのなかでも、とくに年齢層の高いグループで生存カーブが大きく下がっている。

図表10 睡眠薬の使用と年齢が生存率に与える影響

4つの年齢グループ別に見た、睡眠薬を処方されている患者と処方されていない患者の生存曲線

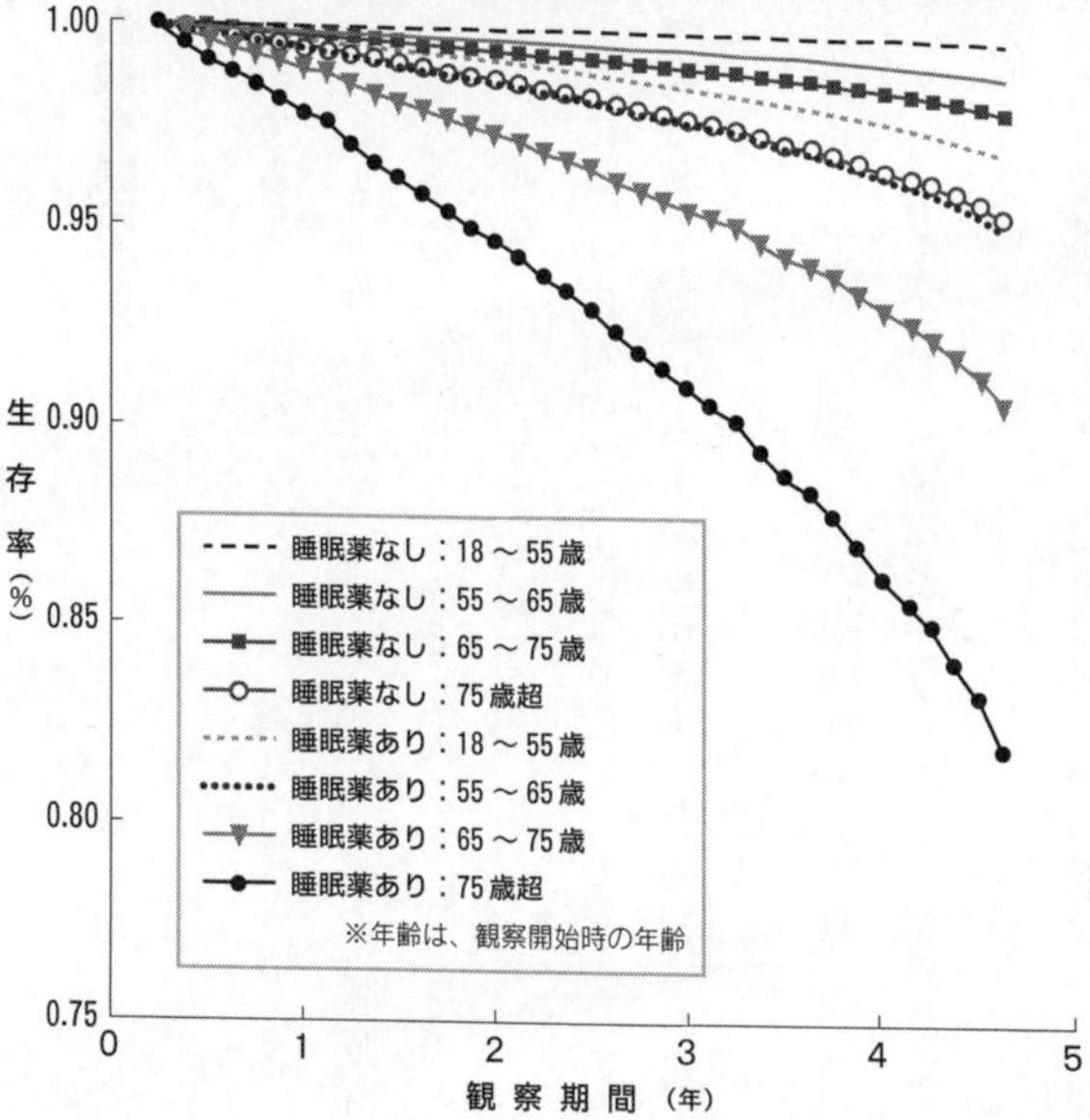

注）年齢は、観察開始時の年齢。
出所）Daniel F Kripke他「BMJ Open 2012;2:e000850」

睡眠薬は自殺を誘引する

睡眠薬を服用すると、病死だけでなく、実は自殺も増えることがわかってきている。人間は誰しも悩みを抱えているものだ。とくに睡眠薬に頼る人というのは、何らかの悩みを抱えて眠れなくなった人が多い。そのときに睡眠薬を飲むと、自殺のハードルを下げてしまうのだ。

ふとしたときに、「死にたい」「楽になりたい」と思ったことがある人は多いだろう。それでも、多くの人がみずから死を選ばないのは、死に対する恐怖があるからだ。

ところが、睡眠薬や抗うつ薬などの向精神薬に共通しているのだが、悩みがあるときにこうした薬を飲むと、恐怖という〝たが〟が外れてしまう。

「よし、死んじゃえ、エイッ」

睡眠薬を飲んで朦朧となると、簡単にビルから飛び降りたりするのだ。高所恐怖症の人でも、感覚が麻痺するので怖さを感じなくなるようだ。

第1章で述べたように、「不眠はうつのサインだから、眠れないときにはお医者さんへ」という睡眠キャンペーンを大々的に行なった地域で、かえって自殺が増えたのも、睡眠薬が自殺を誘発したと考えると、まったく不思議ではない。

実は、その逆の話がある。

「睡眠薬や向精神薬が自殺を増やしているのではないか」と考えた全国自死遺族連絡会が、「精神科を受診しないよう」「向精神薬を服用しないよう」などと役所や市民に対して啓蒙運動を行なったところ、活動の本拠地である宮城県では20％以上も自殺率が改善したのだ。

同連絡会の代表である田中幸子さんは、息子さんを自殺で失っている。警察官だった息子さんは激務が重なって心身の不調を覚え、心療内科のクリニックを訪れた。そこで複数の種類の薬を処方され、医者の指示通りに飲み始めて3週間後、首を吊って亡くなった。

田中さん自身、息子さんを失ったつらい経験から、不眠に陥り、医師から処方された睡眠薬を服用したことがあったそうだ。ところが、睡眠薬で眠れるかと思ったらちっとも眠れず、かえって感情が高ぶって大きなソファーを放り投げたり、衝動的に飛び降りそうになったりした、というお話を以前にお聞きした。

睡眠薬は自殺を誘引する。だから、どんなにつらいことがあっても、いや、死にたくなるほどのつらさを抱えているときこそ「飲んではいけない」ということを肝に銘じてほしい。

睡眠薬の影響で放火した？

こんな事件もあった。２００８年12月、埼玉県S市で木造2階建ての家が火事で全焼し、住んでいた女性と4歳の女児が亡くなった。当初は、亡くなった女性の夫が自宅に放火して妻と娘を殺害したのではないかと疑われたが、２０１５年3月、さいたま地裁は無罪の判決を下した。

「犯人と断定することができない」というのが判決の理由であり、断定できない理由の一つとして、次のように指摘している。

「服用していた睡眠薬の影響で妻が放火におよんだ可能性を排除できない」

裁判官は、睡眠薬の影響で衝動的に火をつけることがある、と認めたわけだ。

実際、睡眠薬の禁断症状で精神が不安定になって放火したとか、放火犯が犯行におよぶ前に睡眠薬を飲んでいたといった事件は複数ある。

睡眠薬は、自殺だけでなく、他殺を誘発することもある。裁判で認められることは少ないが、私は、この判決はまっとうな判断だったと思う。

臨床試験データは偽れる

脳細胞を殺す。

薬害性肝障害を起こす。

脳卒中を増やす。

がんを増やす。

早死にさせる。
自殺を誘発する。
他殺を誘発する。

こんなにも害があるものが、なぜ、薬として認められて世に出まわっているのか——。通常の感覚をもっている人であれば、そう不思議に思うはずだ。

その「なぜ?」の答えは、簡単だ。新薬の開発過程で行なわれる臨床試験に〝誤り〟があるからだ。誤りというより、むしろ〝偽り〟と言ったほうが近い。

科学研究で不正が行なわれていないかどうかを監視する、アメリカの政府系機関である科学基準局のリチャード・ロバーツ博士が、

「科学者が科学誌に発表するデータの半分、あるいはそれ以上が無効である。研究者が正確にデータを測定したという証拠もなければ、首尾一貫して研究が行なわれたという証拠もないのが現状だ」

と述べていることが、『医者が患者をだますとき』(ロバート・メンデルソン著、

弓場隆訳、PHP文庫）に記されている。

「アメリカ医学界の良心」「民衆のための医師」と称えられた故ロバート・メンデルソン医師は、その本のなかで、

「臨床試験の結果に科学性を認められるのは、結局、全体のわずか三分の一程度にすぎない」

と告発している。

その告発内容によると、FDAが臨床試験を行なっている医師を無作為に抽出し、その内容を検証したところ、次のような実態が判明したそうだ。

- 全体の約二割が不正確な分量を使ったり、データを改変したりするなど、ありとあらゆる不正行為を行なっている。
- 全体の約三分の一が実際には臨床試験を行なっていない。
- さらに三分の一が診察録に従っていないデータを使用している。

日本でも、2012年に、日本麻酔科学会会員の学者が20年近くにわたって医学論文を捏造してきたことがメディアで報じられた。

記憶に新しいところでは、高血圧治療薬のバルサルタン（商品名は「ディオバン」）の論文のデータに不正があったことが報じられ、メディアを騒がせた。その後、2015年3月には、販売元のノバルティスファーマ社が、抗がん剤など複数の薬について、副作用報告の義務違反で15日間の業務停止処分を受けている。

しかし、こうして表沙汰になるのは一部にすぎない。とくに新薬の臨床試験（治験）は製薬会社の社運がかかっている分、不正が行なわれやすい。

たとえば、睡眠薬の治験であれば、効果に関する検証は「眠れたかどうか」なので、麻酔薬のようなものだから「眠れた」と回答する割合が多いのは間違いない。問題は、安全性、つまり副作用のほうだ。

前にも述べたが、睡眠薬のような神経細胞毒が怖いのは、毒物が蓄積されることである。記憶力や思考力の低下は、ある程度の時間がたたなければ実感しづらい。

ところが、睡眠薬などの治験では、せいぜい数週間で結果を見る。そのため、「記憶力が落ちましたか？」と聞かれても、答えは「いいえ」になる。もし、1、2年後に同じ質問をされれば、ほとんどの人が「はい」と答えるだろう。そのことを知っているから、製薬会社は決して長期間におよぶ調査は行なわないのだ。

あるいは、こんなごまかし方もあるという。

100人を対象に、新しい睡眠薬の臨床試験を行なったとする。調査期間は8週間だったが、そのうち40人は、新薬候補の薬を服用し始めて1週間もたたないうちに副作用が原因で脱落した。続けたのは残りの60人で、8週間の臨床試験が終わった時点で、効果があったのが30人、効果がなかったのが30人だった。

この場合、有効率は何％だろうか。

普通に考えれば、100人を対象にした臨床試験で効果があったのは30人なのだから、有効率は30％だ。ところが、有効率50％と報告されることがある。すぐに脱落した40人を除外して計算しているわけだ。

こうやって、副作用の隠蔽や有効性の水増しが水面下で行なわれている。安全性に問題がある薬でも、有効性と安全性が担保されているように見せる、ちゃんとしたからくりがあるのだ。

講演などで、私はよくゴキブリをたとえに出す。かわいそうな話だが、ゴキブリは踏みつけても叩いてもなかなか死なない。相当しぶといにもかかわらず、殺虫剤をシュッとひと吹きするだけで即効で死ぬ。

これを見て、「おかしい」と思わなければならない。踏みつけても叩いても死なないしぶといゴキブリでさえ、ひと吹きで殺せるのだから、それだけ危険な物質であるということだ。殺虫剤の缶には、「人体には影響はありません」と明記されているが、そんなわけがない。

これも前述の新薬の臨床試験と同じで、長期の試験をあえて行なわず、「人体には影響はない」という都合のいいデータをつくりあげているのだ。

日本は世界一、薬漬けの国・在庫処分国

これまで述べてきたことから、睡眠薬の正体についてわかっていただけただろうか。

この章の最後に、そんな害の多い睡眠薬を、日本人がどれほど安易に消費しているのか、実態をお伝えしよう。

ＩＮＣＢ（国際麻薬統制委員会）が世界各国のベンゾジアゼピン系睡眠薬の消費量を比較したデータがある（「アニュアルレポート２０１０」）。それによると、日本は1位のベルギーに次いで多く、３位以下と比べると突出していることがわかる。

ちなみに、このデータには、日本の複数の診療科で重複処方されているエチゾラム（商品名は「デパス」）が含まれていないため、本来は日本が断トツで多いのではないかという指摘もある。

図表11　アジア各国のベンゾジアゼピン系睡眠薬の消費量

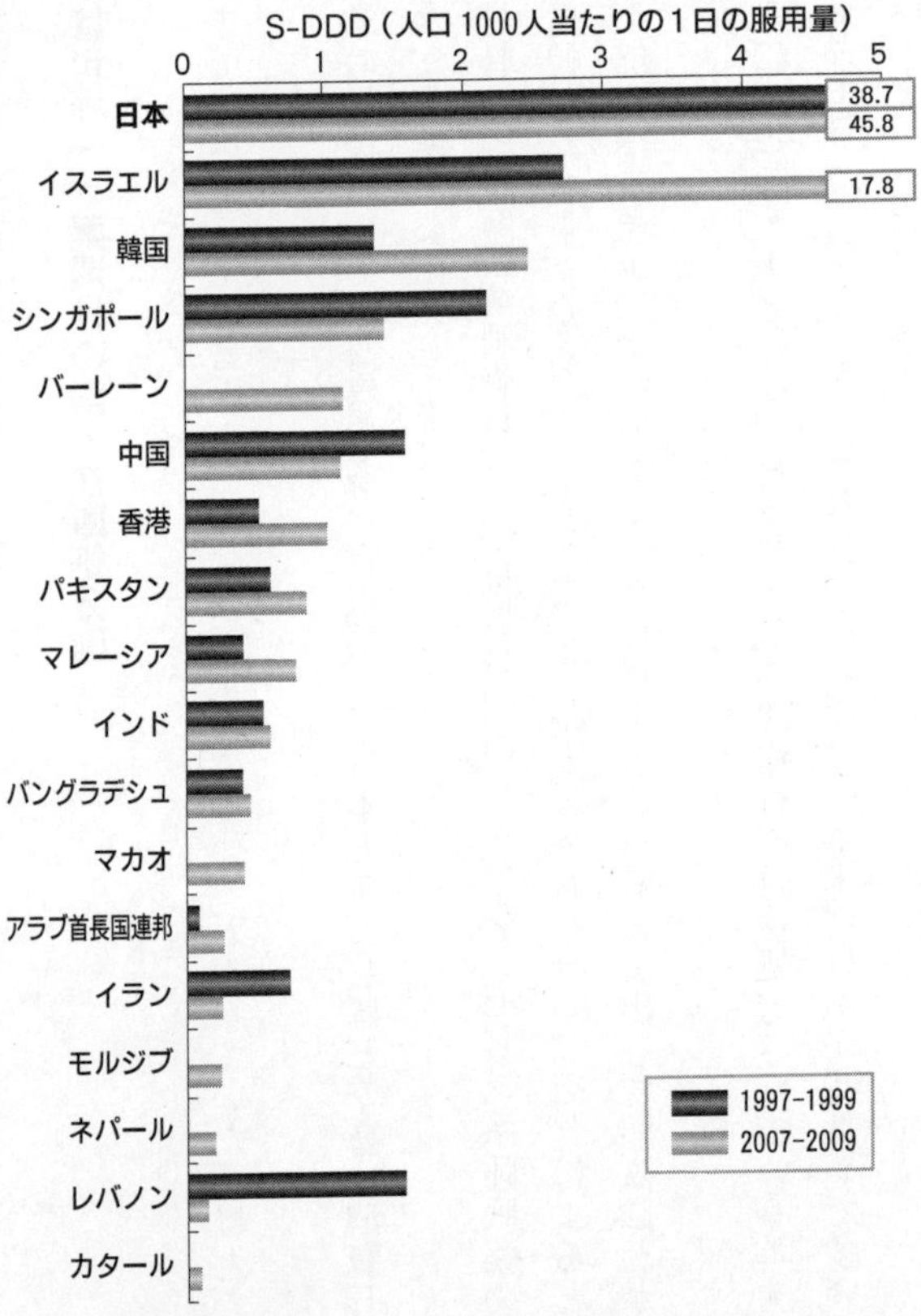

出所）国際麻薬統制委員会「アニュアルレポート2010」

薬の効きは人種・体格によっても異なるため、人種・体格が比較的近いアジア圏で比べても、やはり日本は突出して多い。中国のほぼ45倍も消費している。国全体の年間消費量に換算すると、日本は20億9000万錠で、これまた断トツで多い。日本は世界一、ベンゾジアゼピン系睡眠薬が売れている国である。ちなみに、2位はイタリアで約6億9000万錠、3位はフランスで約3億4000万錠。2位、3位のイタリア、フランスと比べても、その売れ行きは突出している。

図表11は、人口1000人当たりの1日のベンゾジアゼピン系睡眠薬の消費量をアジア各国間で比べたデータだ。日本は断トツの消費量である。

世界一の薬漬けの国。それが、日本だ。もっといえば、欧米の製薬会社にとって、日本はいちばんの〝在庫処分国〟になっている。

薬漬けになってもなお、「もっと睡眠薬を」と言っているのが日本人なのだ。

睡眠薬とは何なのか、向精神薬とは何なのか、しっかりと現実に目を向けてほしい。

第4章

歴史は繰り返される

——睡眠薬の歴史

精神医学界と製薬業界の思惑とは

実は、この思惑は難しいように見えて簡単なものである。しかし、一般人には難しいというか信じられないと思うのが普通らしい。

それはそうである、一般人は、医療は人を治すものであり、医は仁術だなどという、愚かしい幻想にとらわれているからだ。有史以来、そんな証拠があれば、私の前にもってきてほしいものである。

医療とは、もともと人を治すためにつくられたものではない。そのなかでも、精神医学は最たるものである。そして、現代の精神医学は、「病気」をつくれば儲かるということを前提にしている。生理的な反応を病気と定義することができれば、精神医学界や心理学界が莫大な利益を手に入れることができるからである。

不眠というのは、範囲を広げれば、ほぼすべての人に存在する反応だから、病気にしてしまえば、あとはやりたい放題である。そして、愚かな人民の欲をつつく＝眠れないと困るからこれ（睡眠薬）を飲みなさい、と言えば、ジャンキーたちがコロコロと引っかかるという寸法だ。

精神科医たちは「病気だから、心配することはありません」とやさしい顔をして近づき、その裏では、これで治ることのない長期的な優良顧客をゲットできた、と喜んでいる。ほかの重篤な精神病と違って話も通じるから、医師としては楽なことこのうえない。

この結果、日本のベンゾジアゼピン系の売り上げは断トツで世界1位であり、2位以下を大きく引き離している。

ベンゾジアゼピン系であっても、それに似た非ベンゾジアゼピン系であっても、依存症患者をつくることなど簡単である。昔から依存性が強いと指摘されてきており、常用量であるから依存しないわけでも何でもない。ＩＮＣＢでは、れっきとした麻薬として認められている。

薬を飲んでいるかぎり永久に対処力は身につかないので、一生、薬を飲み続けるしかなくなる。こうして、精神科医にとっての優良顧客＝固定資産がまた1人、生産されていくのだ。

睡眠薬は進化しているのか？

睡眠薬の歴史を振り返るとき、悪名高いバルビツール酸系から語られることが多い。1903年に最初のバルビツール酸系睡眠薬であるバルビタール（商品名は「ベロナール」）が登場した際は、「まったく安全で毒性皆無」の薬と謳《うた》われ、もてはやされた。

1950年代には、世界じゅうで続々と新たなバルビツール酸系睡眠薬が開発され、消費量を増やし続けたが、依存性の高さや、過量服用による死亡事故などが問題視されるようになっていった。

そこで、代わって登場したのが、現在でもよく使われるベンゾジアゼピン系睡眠薬である。1960年代には睡眠薬の主流となったが、ほどなくして、やはりバルビツール酸系と同様の依存性があることが判明した。そのため、80年代に入ると、ベンゾジアゼピン系と異なる化学構造をもちつつも同じような作用を示す非ベンゾジアゼピン系睡眠薬が登場した。

現在、もっとも多く使われている睡眠薬は、ベンゾジアゼピン系と非ベンゾジアゼピン系である。ただ、実際は、ベンゾジアゼピン系の改良型と言われた非ベンゾジアゼピン系も、依存性や副作用はそう大差なく、２０１０年にはメラトニン受容体作動薬が、２０１４年にはオレキシン受容体拮抗薬が、「既存の睡眠薬とは異なる作用機序」を宣伝文句に登場している。

以上の歴史を簡単に振り返るなら、悪名高いバルビツール酸系の時代から、ベンゾジアゼピン系や非ベンゾジアゼピン系の時代に代わり、現在もその時代が続きつつも、新たに異なる作用機序の薬が登場し始めている――という流れだ。

こう書くと、すこしずつ進化しているように思うかもしれない。しかし、変遷をよくよく見ると、そうは言いがたい。形態は変わっても、本質は何も変わっていない。同じことが繰り返されていると考えるほうが真実に近い。

では、一つひとつ見ていこう。

昔はアルコールや麻薬が使われていた

そもそも、眠れないことが病気として扱われ、その治療に薬が使われるようになったのは、いつ頃からだろうか。

実は、1860年代から1960年代頃までは、精神的苦痛の治療に、アルコールやアヘン、モルヒネ、ヘロイン、コカインが使われていた。不眠に対しても、薬がない頃はアルコールが広く使われていた。

睡眠薬が医療現場で使われるようになったのは、1857年に登場した無機化合物のブロム塩が最初だ。しかし、半減期が12日間と長く、朦朧とした状態になりやすいなど、副作用が問題になった。

次に、1869年に登場した抱水クロラールは、不眠症を改善する薬として市販され、当時、「新しい驚異の薬」「センセーショナルな薬」として歓迎された。

しかし、実際は毒性が非常に強く、当時処方されていた量の5倍程度で死にいたるほどだった。

1900年代に入ると、ブロムワレリル尿素（商品名は「ブロバリン」「リスロンS」「カルモチン」）という臭素化合物が睡眠薬として使われるようになった。しかし、これも抱水クロラールと同様、毒性の高い薬であることが判明した。

20世紀半ば当時、この睡眠薬は日本では自殺目的で多用されていた。ACジャパンのCMに起用されて話題になった詩「こだまでしょうか」の作者である金子みすゞも、実はカルモチンで自殺している。太宰治は最終的には入水自殺で亡くなったが、カルモチン自殺を何度も図っている。

バルビツール酸系の時代

既存の睡眠薬はよくないということで、次に睡眠薬の主流となったのが、バルビツール酸系睡眠薬だ。ドイツのバイエル社が最初のバルビツール酸系睡眠薬であるバルビタールを開発して以来、数多くのバルビツール酸系薬物が開発・市販された。

しかし、1930年代中頃には、すでに海外の医学界ではバルビツール酸系薬物に批判的なグループと支持するグループに分かれ、1950年には、アメリカ公衆衛生病院のハリス・イズベルらの研究報告で、次のように結論づけられている（参考＝チャールズ・メダワー／アニタ・ハードン著『暴走するクスリ？』吉田篤夫／浜六郎／別府宏圀訳、医薬ビジランスセンター）。

「バルビツール酸系薬物の中毒は、モルヒネに対する中毒よりもはるかに深刻である」

バルビツール酸系睡眠薬の特徴は、次の通りだ。

- 非常に強い催眠作用があり、睡眠中に呼吸が浅くなる。
- 作用量と致死量が近い。
- ほかの薬物との相互作用を起こす。

- 依存性が高く、休薬すると、不眠・悪夢、痙攣《けいれん》、ふるえ、幻覚、譫妄《せんもう》などの禁断症状が生じる。

なかでも、私がとくに怖いと思うのは、ほかの薬との相互作用だ。バルビツール酸系睡眠薬単体でも強力な作用をもち、呼吸を抑制するにもかかわらず、ほかの薬と一緒に服用すると、相互作用で何倍にも効く。そうすると、鎮静効果、呼吸抑制がさらに高まり、間違うと中毒死する。

さすがに、これだけ毒性が強い睡眠薬は、誰も使いたいとは思わないだろう。当然、海外ではすたれていった。ところが、日本では、睡眠薬の主役の座は次のベンゾジアゼピン系や非ベンゾジアゼピン系に譲ったものの、いまでもなお臨床現場で普通に処方されている。

不眠を訴える患者さんに、最初の睡眠薬として処方されることはさすがにないだろうが、処方された睡眠薬が効かなくなって次の睡眠薬へと移っていく過程で、バルビツール酸系睡眠薬が処方されることはめずらしくない。

なかには、患者さん自身が、

「バルビツール酸系の睡眠薬を出してください」

と指名することもある。

日本でいまだに処方されている主なバルビツール酸系睡眠薬は、次のものだ。

●「ベゲタミンA」……クロルプロマジン塩酸塩25mg、プロメタジン塩酸塩12・5mg、フェノバルビタール40mgの合剤
●「ベゲタミンB」……クロルプロマジン塩酸塩12・5mg、プロメタジン塩酸塩12・5mg、フェノバルビタール30mgの合剤
●「ラボナ」（一般名はペントバルビタールカルシウム）
●「イソミタール」（一般名はアモバルビタール）

インターネット上のあるQ&Aサイトでは、こんなやりとりが行なわれていた。

Q1「ベゲタミンの副作用を見ると怖いことが書かれていたのですが危険な薬ですか？」

A1「特に危険というわけではないでしょうが、薬である以上副作用はあります」

Q2「マイスリーとベゲタミンを飲むのですが、安全な薬と考えていいでしょうか？」

A2「特に危険な薬ではないでしょうし、広く処方されている薬だと思います」

Q3「ベゲタミンの副作用に突然死と書かれていたのですが大丈夫でしょうか？」

A3「そのような副作用があるなら、使用中止になっていると思います」

ちなみに、「A」のアンサー役は現役の医師だそうである。半世紀前の話ではない。ごく最近のやりとりだ。バルビツール酸系睡眠薬は危険なので、海外では睡眠薬として使われることはほとんどなく、麻薬と同じように規制されている薬なのだが。

また、「ベゲタミン」の添付文書には、「重大な副作用」の欄の2番目に「突然死、心室頻拍」と明記されている。そんな薬が、日本ではいまだに睡眠薬として処方されているのだ。

ベンゾジアゼピン系と非ベンゾジアゼピン系の時代

バルビツール酸系に代わって、現在、睡眠薬の主流として使われているのが、ベンゾジアゼピン系と、それにすこし遅れて開発された非ベンゾジアゼピン系睡眠薬だ。

日本では、最初のベンゾジアゼピン系のクロルジアゼポキシド（商品名は「バランス」「コントール」）が1961年に販売され、その後、次々と同じような薬剤が開発されていった。多くのベンゾジアゼピン系薬物は抗不安薬として開発され、そのなかでも催眠作用の強いものが睡眠薬として使われている。

ベンゾジアゼピン系睡眠薬もバルビツール酸系睡眠薬も、ＧＡＢＡの受容体に作用し、ＧＡＢＡの働きを強めることで催眠作用をもたらすのは同じだ。そのうえで、「バルビツール酸系の欠点を克服した安全な睡眠薬」という宣伝文句が謳われ、ベンゾジアゼピン系睡眠薬が使われるようになっていった。

そして、バルビツール酸系睡眠薬からベンゾジアゼピン系睡眠薬への切り替えも進んだ。たしかに、ベンゾジアゼピン系睡眠薬は、バルビツール酸系のような過量服用による中毒死は起こりにくい。しかし、依存性の高さは、むしろバルビツール酸系以上である。

ＷＨＯ（世界保健機関）は１９５０年の段階で、次のように指摘している。

「すでに成立した依存症に耐えうるような薬物、すなわち依存状態をつくった薬物と十分置き換わることができるような薬物は、それ自身が依存を起こす能力をもっている」

言い換えれば、バルビツール酸系睡眠薬をやめられなくなった患者さんが、代わりにベンゾジアゼピン系睡眠薬を使って禁断症状が出なかったとしたら、たんに依存先が移っただけということだ。

その依存性の高さから、海外ではベンゾジアゼピン系薬物の濫用や依存症が大問題になった。さらには、長期使用による認識能力の低下、精神的異常、記憶喪失、感情鈍麻などに関する懸念も強まっていった。

イギリスでは1988年に、数百人の患者が、ベンゾジアゼピン系薬物依存に対する損害賠償を請求する裁判を始めている。この訴訟は長引き、最終的には費用の問題から消失したものの、1992年までに1万2000人が訴訟に加わったそうだ。その大部分がロラゼパム依存だったという。

私は、ベンゾジアゼピン系睡眠薬のいちばんの怖さは、やはり依存性の高さだと思う。そして、飲めば飲むほど精神的に脆弱になり、ひどい筋肉痛が出ることもベンゾジアゼピン系の特徴だ。

「全身に激痛が走る」「全身を針で刺されているような痛み」と表現した患者さんもいた。

こうした欠点を改良し、同じようにGABAの受容体に作用しながらも、副作用を少なくしたものとして1980年代から出てきたのが非ベンゾジアゼピン系睡眠薬だ。

しかし、経験上、ベンゾジアゼピン系も非ベンゾジアゼピン系もほとんど変わらない。依存性があってやめにくい点も同じだ。非ベンゾジアゼピン系のほうが、若干、いいかな、くらいの違いだ。

30年前の警告

イギリスのインディペンデント紙に掲載されて話題となったエピソードを紹介しよう。題して、「ベンゾジアゼピン――30年前に脳障害との関連性が疑われていた」。

のちに何百万人もの人びとに処方されることになる精神安定剤には脳障害を引き起こす可能性があることが、すでに30年前に政府の専門家に警告されていたことを示す秘密書類があるというのだ。

「アルコールの長期依存による影響と類似する脳の萎縮が見られる場合がある」とした精神科医による研究報告を受け、1982年、イギリスのMRC（医学研究審議会）はベンゾジアゼピン類の長期的影響についての大規模研究に同意した。

ところが、実際には、そのような薬の影響を調べる研究が行なわれることはなく、不安症、ストレス、不眠、および筋肉の痙攣などの薬として、医師の処方が続けられた。

イギリスの国会議員や法律の専門家は、この文書を一つのスキャンダルであるとし、膨大な額にのぼる集団訴訟へと発展する可能性を予測した。イギリスには、知らない間に薬物依存にされた人が現在およそ150万人いるとされ、多くは脳障害によると思われる症状を呈している。

「精神安定剤による不本意依存」を調査するイギリス国会の超党派委員会のジム・ドッビン委員長は、

「薬をやめたあとも、多くの人が、身体的、認知的、そして精神的な問題を抱えた被害者になっている」

と言う。

「これこそが、被害者が法的手段に訴えるために待ちわびていた爆弾書類になるものであると確信している。なぜ、MRCは適正な追跡調査をまったく行なわなかったのか。なぜ、安全委員会が設置されなかったのか、何らの詳細な研究もない。これは一大スキャンダルだ」

最初はまったく無害な薬として宣伝され、1960年代における世界初の「ワンダードラッグ」(奇跡の特効薬)として登場したベンゾジアゼピン系は、10年もたたないうちに、イギリスでもっとも一般的に使われる薬となった。現在の医師向けガイドラインでは、最長4週間の処方とされる。

しかし、数日の服用でも依存症になることがあり、服用をやめると灼熱《しゃくねつ》感や視野のゆがみ、頭痛や致命的な発作といった禁断症状を起こす場合がある。数カ月、あるいは数年間の服用の場合は、永続的な神経的痛み、頭痛、認識機能障害、および記憶喪失もある。

そして、30年以上たったいまも、それが薬物性の脳障害かどうかを確認する医学的研究は行なわれていない。

精神医学インスティチュートのマルコム・レーダー名誉教授は、こう述べている。

「長期の飲酒が永続的な脳の変化を引き起こすことがあるのはわかっていましたから、結果に驚くことはなかったですよ」

これでもまだ、あなたは、これほど危険な薬を飲みたいだろうか。

イギリスでは売られていない「ハルシオン」

現在、日本でよく使われているベンゾジアゼピン系睡眠薬、非ベンゾジアゼピン系睡眠薬は、次のようなものである。

〈ベンゾジアゼピン系睡眠薬〉

- 「ハルシオン」（一般名はトリアゾラム）
- 「レンドルミン」（一般名はブロチゾラム）
- 「リスミー」（一般名はリルマザホン）
- 「サイレース」「ロヒプノール」（一般名はフルニトラゼパム）
- 「エバミール」「ロラメット」（一般名はロルメタゼパム）
- 「ユーロジン」（一般名はエスタゾラム）
- 「ベンザリン」「ネルボン」（一般名はニトラゼパム）
- 「エリミン」（一般名はニメタゼパム）
- 「ドラール」（一般名はクアゼパム）
- 「ダルメート」（一般名はフルラゼパム）
- 「ソメリン」（一般名はハロキサゾラム）

〈非ベンゾジアゼピン系睡眠薬〉

- 「アモバン」（一般名はゾピクロン）
- 「ルネスタ」（一般名はエスゾピクロン）
- 「マイスリー」（一般名はゾルピデム）

ベンゾジアゼピン系、非ベンゾジアゼピン系睡眠薬のうち、もっとも問題が大きく取り上げられたのが、1983年に販売された「ハルシオン」（一般名はトリアゾラム）だ。

ただ、1979年にオランダの精神科医が、「トリアゾラムは急性精神病のような症状や、妄想や思考の混乱を起こしうる」と報告したことが大々的に報じられ、オランダでは1980年から10年間、販売停止になっている。

「ハルシオン」は半減期が約2・9時間と短く、1日1回（毎晩）の服用では服用と服用の間に禁断症状のようなものが出るため、それが副作用の多さにつながっている（P62〜63参照）。

半減期の短い睡眠薬は〝切れがいい〟ので安全な薬であるかのように処方されがちだが、そのために禁断症状を起こし、昼間でも欲してしまう人がいる。

オランダでは、その後、用量を規制して再び販売されたが、イギリスやブラジルなど、いくつかの国では販売が禁止されている。そのほか、アメリカやカナダなどでは販売はされているものの、使用期間を短期にかぎるなど、厳しい規制がある。

この「ハルシオン」がまったく規制なく処方されているのは、日本くらいのものだ。そのゆるさから、２００1年の実績では、なんと世界の60％を日本が消費している。

問題になったといえば、ベンゾジアゼピン系の「ロヒプノール」は、強姦犯罪で事前に使用されていたり、ヘロインやコカインの効力を増強するために併用されたりといった問題が起こり、アメリカでは医療用として承認されていない。持ち込みもいっさい禁じられている。その「ロヒプノール」が、日本ではとくに規制なく普通に処方されているのだ。

ちなみに、「ハルシオン」の添付書類に記載されている「重大な副作用」を引用しておこう。

①薬物依存（頻度不明）、離脱症状（頻度不明）：大量連用により薬物依存を生じることがあるので、観察を十分に行ない、用量を超えないよう慎重に投与すること。

また、大量投与又は連用中における投与量の急激な減少ないし投与の中止により、痙攣発作、せん妄、振戦、不眠、不安、幻覚、妄想等の離脱症状があらわれることがあるので、投与を中止する場合には徐々に減量するなど慎重に行なうこと。特に、痙攣の既往歴のある患者では注意して減量すること。

②精神症状（頻度不明）：刺激興奮、錯乱、攻撃性、夢遊症状、幻覚、妄想、激越等の精神症状があらわれることがあるので、患者の状態を十分観察

し、異常が認められた場合には投与を中止すること。統合失調症等の精神障害者に投与する際は、特に注意すること。

③呼吸抑制（頻度不明）：呼吸抑制があらわれることがある。また、呼吸機能が高度に低下している患者に投与した場合、炭酸ガスナルコーシスを起こすことがあるので、このような場合には気道を確保し、換気をはかるなど適切な処置を行なうこと。

④一過性前向性健忘（0・12％）、もうろう状態（0・05％）：一過性前向性健忘（中途覚醒時の出来事をおぼえていない等）、また、もうろう状態があらわれることがあるので、本剤を投与する場合には少量から開始するなど、慎重に行なうこと。なお、十分に覚醒しないまま、車の運転、食事等を行ない、その出来事を記憶していないとの報告がある。異常が認められた場合には投与を中止すること。

⑤肝炎（頻度不明）、肝機能障害（頻度不明）、黄疸（頻度不明）：肝炎、肝機能障害、黄疸があらわれることがあるので、観察を十分に行ない、異常が

認められた場合には投与を中止し、適切な処置を行なうこと。

⑥ショック（頻度不明）、アナフィラキシー様症状（頻度不明）：ショック、アナフィラキシー様症状（発疹、血管性浮腫、呼吸困難等）があらわれることがあるので、観察を十分に行ない、異常が認められた場合には投与を中止し、適切な処置を行なうこと。

短時間作用型のデメリット、中・長時間作用型のデメリット

ベンゾジアゼピン系と非ベンゾジアゼピン系は、その半減期によって、「超短時間作用型」「短時間作用型」「中間作用型」「長時間作用型」に分類される。

◉超短時間作用型

「マイスリー」（半減期約2時間）、「アモバン」（同約4時間）、「ルネスタ」（同約5時間）、「ハルシオン」（同約2・9時間）

◉短時間作用型
「デパス」（半減期約6時間）、「レンドルミン」（同約7時間）、「リスミー」（同約10時間）、「エバミール／ロラメット」（同約10時間）

◉中間作用型
「エリミン」（半減期約12〜21時間）、「サイレース」（同約24時間）、「ユーロジン」（同約24時間）、「ベンザリン／ネルボン」（同約28時間）、「ドラール」（同約36時間）

◉長時間作用型
「ダルメート」（半減期約65時間）、「ソメリン」（同約85時間）

睡眠薬には、効果が表れる時間が長いものと短いものがある、ということくらいは誰でも知っているだろう。それについては、睡眠薬を処方するときに医者も説明していると思う。

では、前述したように、「ハルシオン」のような超短時間作用型では、服用と服用の間に禁断症状が出て、昼間でも睡眠薬を欲するようになるということも聞いていただろうか。おそらく、そこまで説明する医者はいない。

では、作用時間が長いほうがいいかというと、半減期が長ければ長いで別の問題が生じる。中間作用型でも、半減期は24時間前後である。これは、服用してから1日たっても、血中濃度がピーク時の半分にしかなっていないということだ。

つまり、半減期が24時間の睡眠薬を毎晩飲んでいる人は、昨夜飲んだ分の作用がまだ残っているのに、さらに血中濃度を上げていることになる。それを毎晩、続けていたらどうなるだろうか。血中の睡眠薬濃度はどんどん高まっていくばかりである。

薬というのは、「有効血中濃度」といって、ある一定の濃度に達しなければ作用は出ない。しかし、半分残っているところに薬を足して……ということを繰り返していれば、血中濃度が下がらないまま、作用が出続けることになる。

当然、余計な症状も増える。それに対して、別の向精神薬を処方されれば、ますます分解されにくくなり、どんどんたまっていく。

依存しにくいが効き目も弱い新薬

バルビツール酸系、ベンゾジアゼピン系、非ベンゾジアゼピン系は、いずれもGABAの受容体に作用する薬だが、2010年にはメラトニン受容体作動薬、2014年にはオレキシン受容体拮抗薬という新たな枠組みの睡眠薬が開発された。

メラトニン受容体作動薬とは、脳内のメラトニン受容体に作用する睡眠薬だ。メラトニンとは、夜になると脳の松果体から分泌される神経伝達物質である。メラトニンがメラトニン受容体にくっつくと、眠気を感じるようになると言われている。

そこで、メラトニンを人工的に増やして、眠気を感じやすくしようというのが、メラトニン受容体作動薬である。このメラトニン受容体作動薬物であるラメルテオン（商品名は「ロゼレム」）を販売する製薬会社は、「鎮静作用ではなく、自然な眠りを導く睡眠薬である」ということを売りにしている。

製薬会社のプレゼン資料を参考にすると、GABA受容体作動薬の欠点とラメルテオンの安全性は、次のようにまとめられる。

〈GABA受容体作動薬の欠点〉

- GABA受容体作動薬がもたらすのは鎮静型の睡眠である。
- 既存の睡眠薬では記憶障害、運動障害、依存性などの有害作用を誘発する。
- 翌日まで作用が残ったり、服用をやめると不眠がひどくなったりすることもある。

〈ラメルテオンの安全性〉

- ラメルテオンは生理的睡眠をもたらす。
- 記憶障害、運動障害、依存性といった有害作用がない。
- 加齢によってメラトニンの分泌量は減るため、高齢者の睡眠障害に特に有効。

はたして、実際はどうか。有害作用云々《うんぬん》の前に、「効かない」というのが、私の経験上の印象だ。残念ながら、いまのところ、「ラメルテオンで眠れるようになった」という患者さんに会ったことはない。

たしかに、ベンゾジアゼピン系、非ベンゾジアゼピン系に比べて有害作用は少ないかもしれないが、ないわけではなく、そもそも作用自体が弱いのだ。

これまでの話と同様、ベンゾジアゼピン系の薬はノックアウト睡眠はもたらすが、この薬はそれさえももたらすわけではなく、気休めでしかないというのが現場の印象である。

それだけでなく、これまで製薬会社が行なってきた所業の数々を思い出せば、「有害作用がない」などという言葉を信用できるわけがない。人体のホルモンを薬物でいじっている段階で危険がつきまとっているのである。

最近では、製薬会社は「ベンゾジアゼピン系睡眠薬を抜くのに有用」というのを売りにしているが、成功している例はいままで見たことがない。そもそも、もしもベンゾジアゼピン系睡眠薬に依存していた患者がラメルテオンに切り替えられたとしたら、それはバルビツール酸系からベンゾジアゼピン系への切り替えが進んだときと同様、依存先が移ったというだけだろう。

ちなみに、製薬会社が「ない」と言っている依存性は、神経伝達物質の働きを薬でコントロールしている以上、必ずある。ただ、効きが悪いため、精神的には依存しにくいというだけだ。

一方、オレキシン受容体拮抗薬とはどんな睡眠薬なのかというと、覚醒状態を維持する働きをもつ神経伝達物質であるオレキシンの受容体に作用する薬だ。オレキシンは、摂食活動の促進、睡眠と覚醒のコントロール、交感神経の活動の促進といった働きをもっていると言われる。睡眠に関していえば、オレキシンが働けば、脳が覚醒する。そこで、オレキシンが受容体にくっつくのを阻害してオレキシンが働かないようにして、脳を眠らせようというのが基本的な考え方だ。

オレキシン受容体拮抗薬物、スボレキサント（商品名は「ベルソムラ」）は日本で開発された睡眠薬である。発売されてから日が浅い（２０１４年11月発売）ので具体的な印象はまだわからないが、神経伝達物質の働きをコントロールする薬であることは既存の睡眠薬と変わらないので、結局、また同じだろうと確信している。

抗不安薬、抗うつ薬、抗精神病薬

睡眠薬というカテゴリーではないが、睡眠薬代わりに使われている薬もある。「不安が強くて眠れない」などと言うと抗不安薬が処方される。「不安を和らげる薬です」と説明され、処方されるものの、正体は脳を働かなくさせて感情を消去しているというほうが適切だ。

四環系抗うつ薬やトラゾドン塩酸塩（商品名は「レスリン」「デジレル」）といった鎮静系抗うつ薬も、睡眠薬代わりによく処方される。抗うつ薬と睡眠薬をセットで出すことも多い。昼間はテンションアッパー系の抗うつ薬を使い、夜はダウナー系の睡眠薬で落ち着かせると、効いた気になりやすいからだ。

また、耐性がついてベンゾジアゼピン系、非ベンゾジアゼピン系睡眠薬が効かなくなると、中枢神経への作用がより強いメジャートランキライザー（抗精神病薬）も足されることがある。

メジャー系の薬は、睡眠薬とは作用機序が異なり、強力な鎮静作用があるため、睡眠薬では眠れなくなった人が眠れるようにはなるかもしれない。

しかし、ドーパミンの作用もおかしくなってきて、妄想や錯乱といった症状が現れたりする。

砂糖は最初につくられた覚醒剤

睡眠薬の開発というのは、「脳内にある神経伝達物質の精製物質をどうやって与えていくか」ということに特化して行なわれている。

「脳内にある○○という神経伝達物質が△△作用を示すから、増やしたほうがいい」

「もともと脳内にあるものだから、増やしても安全」

これが、製薬会社が主張する基礎理論だが、そもそも、そこに嘘の始まりがある。

たとえ体内にもともとあるものでも、与えてはいけない。一時的には強力な作用を示しても、あっという間に依存したり、体内の受容体がどんどん切り替わって耐性がつくられたりして、脳内のバランスが狂ってしまうのだ。

麻薬にしても覚醒剤にしても、農薬や向精神薬にしても、脳や体内の機能を狂わせ、強力な依存をつくる物質は、すべて「精製している」という共通の特徴をもつ。精製したものを与えられると、人はそれなしでは生きられなくなってしまう。

砂糖が体に悪いと言われる理由も、これだ。

糖分自体は体に必要なもので、脳がブドウ糖を使っていることも、筋肉の発達には糖分が必要であることも事実だ。砂糖業界はこうしたことを理由に、「砂糖は体にいい」と主張している。

しかし、炭水化物のように分解を重ねて糖になる間接糖ではなく、直接、ポンと吸収される砂糖が与えられると、人は狂う。「あーおいしい、もっと、もっと」と、さらに欲しくなる。甘いものを食べるとやめられなくなるのは、この仕組みだ。

しかも、酵素の働きなしに、糖がたんぱく質や脂質に結合する反応を「糖化」と言うが、糖化が進むと体内では老化を促進するAGE（終末糖化産物）が生成され、粥状《じゆくじよう》動脈硬化が進む。

それだけではない。糖は直接、細胞を崩壊させやすくし、ウイルスや細菌に感染しやすくし、アトピーなどのアレルギーになりやすくするのだ。がんにもなりやすくなるうえ、精神的にも人を狂わせる。砂糖が「最初に精製された覚醒剤」といわれる所以《ゆえん》である。

食品添加物も同じで、その典型がグルタミン酸ナトリウム（化学的なうま味調味料）である。グルタミン酸とは、興奮系の神経伝達物質である。これを摂取すると、脳にダイレクトに伝わるため、砂糖と同様、「もっと、もっと」と欲しくなる。

依存がつくられ、習慣的に摂っているうちに脳が損傷されていく。そのため、WHOが「子どもには食べさせてはいけない」と通達を出しているほどだ。

ここで、ちょっと怖い研究結果を紹介しよう。

イギリスで、ネオニコチノイド系殺虫剤3種を添加したショ糖液と、まったく含まないショ糖液を用意し、マルハナバチ数百匹とミツバチ数千匹に自由に摂取させる実験を行なったところ、どちらのハチも、殺虫剤が添加されたショ糖液を好んで摂取したという。つまり、殺虫剤で汚染された餌《えさ》を好んで食べたのだ。

前述したように、ネオニコチノイド系殺虫剤とは、神経伝達物質であるアセチルコリンの受容体、ニコチン性アセチルコリン受容体に結合し、神経を興奮させ続けることで昆虫を死にいたらしめる。

それをなぜ、ハチはわざわざ選んで食べようとするのか。それだけ中毒性が高く、強力な依存がつくられるということである。なんて馬鹿な行為なんだ、と思うかもしれない。

しかし、これは、好んで甘いものを食べたり、グルタミン酸ナトリウム入りのポテトチップスを食べ始めたらとまらなくなったりするのと同じである。

いかに愚かな行為か、わかっていただけただろうか。

歴史は繰り返される

睡眠薬に話を戻そう。

睡眠薬も、その本質は神経伝達物質の精製物質を与えるというものである。バルビツール酸系からベンゾジアゼピン系、非ベンゾジアゼピン系に代わり、最近になってメラトニン受容体作動薬、オレキシン受容体拮抗薬という新たな枠組みの睡眠薬が登場するなど、改善が加えられたとはいっても、本質部分は変わらない。

自然な眠りを導く理想的な薬と言われるメラトニン受容体作動薬も、メラトニンという神経伝達物質の精製物質を与えるもので、本質は従来の睡眠薬と同じである。精製したものを与えると狂うことは、これまでの歴史のなかで製薬会社も薬学者もよく知っているはずである。しかし、変えようとしない。

現在では毒性が強いことが知られているバルビツール酸系睡眠薬も、登場した当時は「まったく安全で毒性皆無」と言われていた。いまとなっては依存性が高いことが知られているベンゾジアゼピン系、非ベンゾジアゼピン系睡眠薬も、最初は「依存性はない」と信じられていた。

では、いま、「理想的な睡眠薬」「自然な眠りを導く睡眠薬」と形容されている睡眠薬はどうだろうか。「画期的な薬だ」「安全な薬だ」ともてはやされたものが、使っていくうちに正体がばれ、しばらくすると、その欠点を克服する新しい薬が登場する――。

まさに、この繰り返しである。

いまもなお、失敗の繰り返しのなかから抜け出してはいないことを、一般の人は認識しなければいけない。

第5章

睡眠薬への依存から脱するには

自己卑下なしにクスリはやめられない

ここまで、睡眠薬を使った眠りとはどういう状態なのか、睡眠薬とは何物なのか、そして睡眠薬の歴史のなかでいかに同じことが繰り返されてきたのかについて述べてきた。この章では、睡眠薬への依存からいかに脱するかを紹介しよう。

現在、すでに睡眠薬を使っていてやめられなくなっている人は、何よりも脱する方法を知りたいだろう。もしかしたら、この章を真っ先に読もうとしているかもしれない。

しかし、それはおすすめしない。なぜなら、ここまでの話をよく理解しているかどうかが、「断薬」に成功するかしないかのカギとなるからだ。

私はこれまでに、何千人もの方の断薬治療にかかわってきた。そして、実際に断薬を果たした人が必ず口にするのは、

「こんな薬を信じていたなんて、どうしようもない」

「自分がバカだった」

という自己卑下《ひげ》の言葉だ。

つまり、第4章までに書いてきたことを学び、睡眠薬に頼ることの間違いを理解し、心の底から「自分がバカだった」とみずからを責める——そう思えてはじめて断薬ができるのだ。

良心的な精神科医や多くの心理士が、「自分を責めてはいけない」と言う。しかし、私は、それは違うと思っている。

たとえば、軽い不眠症で病院にかかったにもかかわらず、いつの間にか薬が増えていって、気づいたときには薬漬けになっていた……という患者さんに対し、

「大変な目にあいましたね。あなたは悪くない。出会った医者が悪いんです」

と言う人がいるかもしれない。

しかし、自分以外の誰かのせいにしているかぎり、依存から抜け出すことはできない。これは、断言できる。

「自分がバカだった」

と気づくことで、薬に依存していた自分を客観的に見ることができ、「最悪だ」と思うから、本当にいいことをやろうと心から思えるようになり、そうやってはじめて、その後に起こる禁断症状に耐えられる土壌ができるのだ。

違法ドラッグに置き換えて考えると、わかりやすい。周りのせいにしている人は、やめる気持ちはあっても、

「使わないと気分が晴れないから」

「つらいことがあったからしようがない」

などと言い訳をして、「1回くらいはいいよね」と簡単に戻っていく。それと同じことだ。

一度、完全に自己卑下しないかぎり、クスリを使うことを何かしらの言い訳をすることで正当化しようとする。

「自分がバカだった」と気づくきっかけは、人によっていろいろだ。

仕事上のストレスで不眠が続き、睡眠薬を飲み始めた患者さんのなかには、忘れっぽくなってミスが増え、かえって仕事がはかどらなくなって、

「もしかしたら睡眠薬のせいじゃないか」

と気づいた人もいた。

あるいは、単純に頭痛などの不快な症状があったり、急に食欲が増して体重が増えたり、たまに自分がやったことを覚えていなくて怖くなったりした人もいた。

さらに、50代、60代以降の人では、

「睡眠薬を飲み始めたら忘れっぽくなった」

と認知症のリスクを心配する人もいる。

女性では、妊娠を希望していて、あるときふと、

「これではいけない！　クスリを飲んでいる場合ではない」

と気づいた人もいた。

そのほか、たまたま、私のフェイスブックや書籍を読んだのをきっかけに、薬の副作用について自分で調べたら怖くなった、という人もいる。

発想の転換が必要

自己卑下の次に気づくべきは、眠れなくなったのは何か問題があるのだから、その問題に対処しないかぎり治らないということだ。原因を考え、その問題に対処する以外、解決の方法はない。

不眠というのは、症状の一つにすぎない。たとえば、こう考えていただければ、わかりやすいだろう。

心筋梗塞は、心臓に酸素や栄養を送る血管が詰まる病気である。その結果、激しい胸痛が起こる。

つまり、不眠に対して、不眠症という病気だと言って睡眠薬を処方するのは、心筋梗塞を起こしているのに「胸痛症ですね」と言って、詰まった血管はそのままにして痛みだけをとろうとするようなものである。

不眠症にかぎらず、すべての精神疾患は、一つの症状という結果に対する病名である。何らかのストレスでうつ状態になるとうつ病、特定のことに対するこだわりが強いと強迫性障害など。

そして、薬で無理やり、その症状を消そうとする。究極の対症療法である。だから、「眠れないんです」と言って医者にかかったところで、問題が解決するわけではない。

それなのに、多くの患者さんが、医者なら治してくれるだろうという錯覚を抱いている。医者のほうも、そんな錯覚を抱かせてしまっている。

「借金が膨らんで、夜眠れない」

「会社の上司からパワハラを受けている」

「人間関係でうつ気味になって、眠れない」

という場合は、当然、医者が解決できる問題ではない。

借金の肩代わりはできないし、パワハラをしている上司と折りあいをつけることも、こじれた人間関係を元に戻すこともできない。できるのは、薬を使って、無理やり眠っているような状態をつくることだけだ。

その証拠に、「睡眠外来」や「不眠症外来」と名乗っているところにかかっても、

「睡眠障害にはいくつかの種類があります。あなたの場合は……」

と、それらしい説明をして、睡眠薬を処方するだけだ。

結局は対症療法で終わり、睡眠薬を使わなくても眠れるようにしてくれるわけではない。そうなると、もう蟻地獄から逃れることはできない。

段階的に減らしていく

では、具体的に、どうやって睡眠薬を断てばいいのか。

睡眠薬が1種類であれば、長年飲んでいたとしても断薬にかかる期間はそう長くはない。ただし、一気に服用をやめるのではなく、漸減法《ぜんげん》といってすこしずつ量を減らしていくことをおすすめする。一気に減らすのも悪くはないが、それでは反動が大きすぎるからだ。

ここでは、ベンゾジアゼピン系睡眠薬のなかでも、強力で依存性が高く、よく処方されているフルニトラゼパム（商品名は「ロヒプノール」「サイレース」）を上限の２mg処方されているケースを例に、漸減法を紹介しよう。

やり方は、大きく２つある。

一つは、「２mg↓１・５mg↓１mg↓０・５mg↓ゼロ」というように、２週間ごとを目安に０・５mgずつ減らしていく方法だ。錠剤は、１mgと２mgの２種類なので、ピルカッターなどで半分に切るといい。

断薬する場合、これがオーソドックスな方法である。もし、強い禁断症状がなければ、１週間おき、数日おきなど、減らすタイミングを早めてもかまわない。

なかには、「０・５mgずつ減らすのはつらい」と言う人がいる。その場合は、やすりなどですこしずつ削って、より細かく分割して減らしていくことになる。

「２mg↓１・９５mg↓１・９mg↓１・８５mg↓……０・１mg↓０・０５mg↓ゼロ」

という具合だ。

この場合、時間はかかるが、たしかに禁断症状は少なくなる。ただ、断薬に成功する確率が増すかというと、そうでもない印象を受ける。おそらく、あまり小刻みに減薬を進めていくと未練が残るからだろう。あるいは、未練があるから、小刻みにしか減薬ができないのかもしれない。

要するに、発想の転換ができておらず、睡眠薬をやめることができないのが一目瞭然《いちもくりようぜん》である。私としては、オーソドックスに0・5㎎ずつ減薬していく方法がおすすめだが、どちらを選択するかは医師と相談しながら自分で決めることが肝心だ。

ところで、1種類の睡眠薬ではなく、複数種類の睡眠薬、あるいは睡眠薬に加えて抗不安薬や抗うつ薬なども飲み続けている場合はどうすればいいのか。多剤服用している場合にどうやって薬を抜いていくかという具体例については、拙著『心の病に薬はいらない!』（かんき出版）に詳しく記したので、ここでは省略する。私流のポイントは、次の通りだ。

- 多剤処方の場合は、単剤処方をめざす。
- もっとも有害な副作用を呈しているもの、強い禁断症状が出るものから抜く。
- 相互作用を出しやすい薬、ハイテンションにさせる薬は早めに抜く（自害他傷を起こしやすいから）。
- 睡眠薬は最後に残す（減薬中に睡眠がとれたほうが好都合だから）。
- 同系統の薬は、抜きにくいものから抜く（薬の種類が多いときのほうが、難しい薬を抜きやすいから）。

減薬・断薬の方法に絶対はない。どの薬に対して副作用や禁断症状が強く出るかは、人によって異なるうえ、禁断症状のうち何を重視するかも人によって異なるからだ。ここであげた原則を念頭に置いて、医療者に相談しながら自分で考えてほしい。

「アシュトンマニュアル」が嫌いな理由

ところで、睡眠薬の断薬方法といえば、ベンゾジアゼピン系薬物の離脱マニュアルに「アシュトンマニュアル」というものがある。

イギリスの精神薬理学者で、ベンゾジアゼピン系睡眠薬の依存問題に取り組んだヘザー・アシュトン教授が作成したマニュアルだ。内容を知りたい人は、インターネットで「アシュトンマニュアル」と検索すれば、すぐに日本語訳が見つかるだろう。

欧米では、ベンゾジアゼピン系薬物の依存に陥った人にとってバイブルのような存在で、日本でも日本語訳版が公開されたことで普及しつつある。こうした人たちのなかには、「アシュトンマニュアル」を読みながら、自力で断薬しようとしている人もいるだろう。

しかし、私は、いくつかの理由から「アシュトンマニュアル」をほとんど評価していない。このマニュアルには、正しいことと、おかしなことがミックスされて記載されているからだ。

まず、どうしても理解できないのが、離脱方法の一つとして、ジアゼパムなどの長時間作用型のベンゾジアゼピン系への切り替えをすすめていることだ。「アシュトンマニュアル」には、短時間作用型のベンゾジアゼピン系では血中濃度や組織内濃度をスムーズに低下させることは困難で〝ミニ禁断症状〟が生じるから、と書かれているが、長時間作用型にも問題があることはすでに述べた通りだ。実際、その方法で悪くなった人を、私はたくさん知っている。

さらに、「アシュトンマニュアル」では、ベンゾジアゼピン系薬物をやめる一つの方法として、抗うつ薬や気分安定薬を追加・維持することも検討している。マニュアル上で積極的にすすめているわけではないとはいえ、許容すること自体、私は信じられない。睡眠薬に抗うつ薬、気分安定薬を追加すれば、悪化するのは目に見えている。

たとえるなら、コカイン中毒の人に対してコカインをやめさせるために大麻を与え、離脱症状を紛らわせようとするようなものである。新たな中毒に陥るのは言うまでもない。

そしてもう一つ、決定的に考え方が違うのは、「アシュトンマニュアル」の根底には、患者に対して「あなたは悪くない、あなたは被害者です」という偽善的な受け入れがあることだ。だからこそ、「アシュトンマニュアル」は人気が出たわけである。

しかし、何度も言うようだが、そう思っているかぎり、睡眠薬への依存からは抜け出せない。あるいは、睡眠薬をやめられたとしても、自立した生活を送ることができず、向精神薬の薬害被害者であることを主張し続けている人は多い。だが、それでは自分の人生は歩めない。

禁断症状は出なければいけない

薬を断つときには減薬が基本だが、どんなにすこしずつ減らしていっても、必ずどこかで禁断症状は出る。

それが、向精神薬の恐ろしさなのだ。覚醒剤や麻薬の中毒者が、禁断症状を乗り越えなければ薬物をやめられないのと同じである。

減薬を進める過程で禁断症状が出て、また薬を増やしてしまう人がいる。あるいは、減薬は順調に進んだのに、あと1種類、最後の0・5㎎をゼロにすることができないという人も結構多い。ほんの1粒でも、飲まなければ禁断症状が出るため、どうしてもゼロにできないと言う。

そういう人たちの多くが、「減らし方が悪かった」と考える。

「ゆっくりと減薬していけば禁断症状は出ません」

「ゆっくり減薬したのに症状が再発した場合は、禁断症状ではないため、治療を継続したほうがいい」

と、間違った情報を伝える医者も多い。

しかし、数多くの減薬・断薬の過程を見ている私からすれば、減らし方が悪いのではない。どんなにうまく減らしていっても、どこかで禁断症状は出る。むしろ、出なければやめられないと言っていい。

睡眠薬の場合、いちばんは不眠である。断薬の過程で、必ず眠れなくなる。「眠れなくなって」「つらくて」と言って、また睡眠薬に手を伸ばす人がいるが、それでは一生やめられない。

禁断症状を出すのを嫌がる人は、もともと何かしらの症状があることを嫌がる人だろう。だから、睡眠薬に手が伸びたのだと思う。それを変えられないということは、発想が切り替わっていない証《あかし》である。

睡眠薬を中止した際、禁断症状として現れる不眠を、医学的には「反跳性《はんちょうせい》不眠」と呼ぶ。反跳とは、跳ね返りを意味する。服用してよく眠れるようになり、突然やめると、その反動で強い不眠に陥ることである。この反跳性不眠を受けとめられるかどうかが、睡眠薬の断薬において大きなカギになる。

よく、「禁断症状としての不眠はどのくらい続きますか？」と聞かれるが、期間は人それぞれである。

ただ、長い人でも1カ月程度だ。もし、それ以上にわたって続く場合は、たんなる禁断症状ではなく、別の要因が隠れていることがほとんどである。

患者さんの話を聞くと、その間、「まったく眠れない」と言う。横になっていても、まったく眠れないそうだ。そうはいっても、人間が1週間まったく睡眠をとらないというのは考えにくいので、おそらく、横になっている間に意識が飛んでいる瞬間もあるのだろう。しかし、眠った気はまったくしないのだと思う。

睡眠がとれないのだから、減薬・断薬期間は、ほとんどの患者さんは仕事を休んでいる。これは睡眠薬にかぎったことではなく、向精神薬を断薬しようと思ったら、「仕事をしながら」「普通の生活をしながら」は難しい。

1週間、眠れないのだから、頭が働かないだろうし、仕事ができる状態ではない。「ヘロインをやめたいんですが、その間、仕事はどうすればいいですか?」と聞くのと同じことである。

自分が望むいい睡眠をとりながら、普通の生活をしながら、断薬をしようと考えるのは、正直なところ、甘い。それだけ依存性の高い危険なクスリに手を出してしまったのだ。選べる選択肢は、次の2つである。

▼1週間眠れなくなることを恐れて、一生、睡眠薬を使い続けるか。
▼1週間眠れなくてもいいと覚悟して、睡眠薬との関係を断ち切るか。

どちらがいいかは、一目瞭然だろう。

たまに眠れないくらいが長生きできる

「眠れなくなっても睡眠薬は使うな」

断薬を治療中の患者さんには、私はいつもそう伝えている。加えて、すこし安心する情報を補足すると、本当に眠っていなくても、横になってまぶたを閉じているだけで、脳の休息はある程度とれる。睡眠状態の半分程度の休息効果があると言われている。

そもそも、不眠は体が出しているサインである。不眠にかぎらず、人間が出すあらゆる症状はサインだ。現代の人は、「症状＝悪、いらないもの」としか考えない。

しかし、症状は体に何か問題があることを伝えているサインなのだから、人間にとって必要なものである。

実は、まったく不眠がない人のほうが死亡リスクが高いというデータがある。

アメリカのカリフォルニア大学サンディエゴ校のダニエル・クリプキ教授（精神医学）らが１９８２年から６年間、30歳から１０２歳までの１１０万人以上（平均年齢は女性57歳、男性58歳）を追跡調査し、睡眠時間や不眠、生活習慣、健康状態、使っている薬剤、死亡状況などを記録した。

この調査では、女性の半数、男性の３割が不眠があると回答していたのだが、1カ月の間で不眠を覚える回数と死亡リスクの関係を見ると、意外な結果が得られた。

図表12の通り、1カ月の間に「不眠を覚えることがない」と答えたグループの死亡率がもっとも高かったのだ。

図表12　不眠を覚えない人ほど死亡リスクが高い

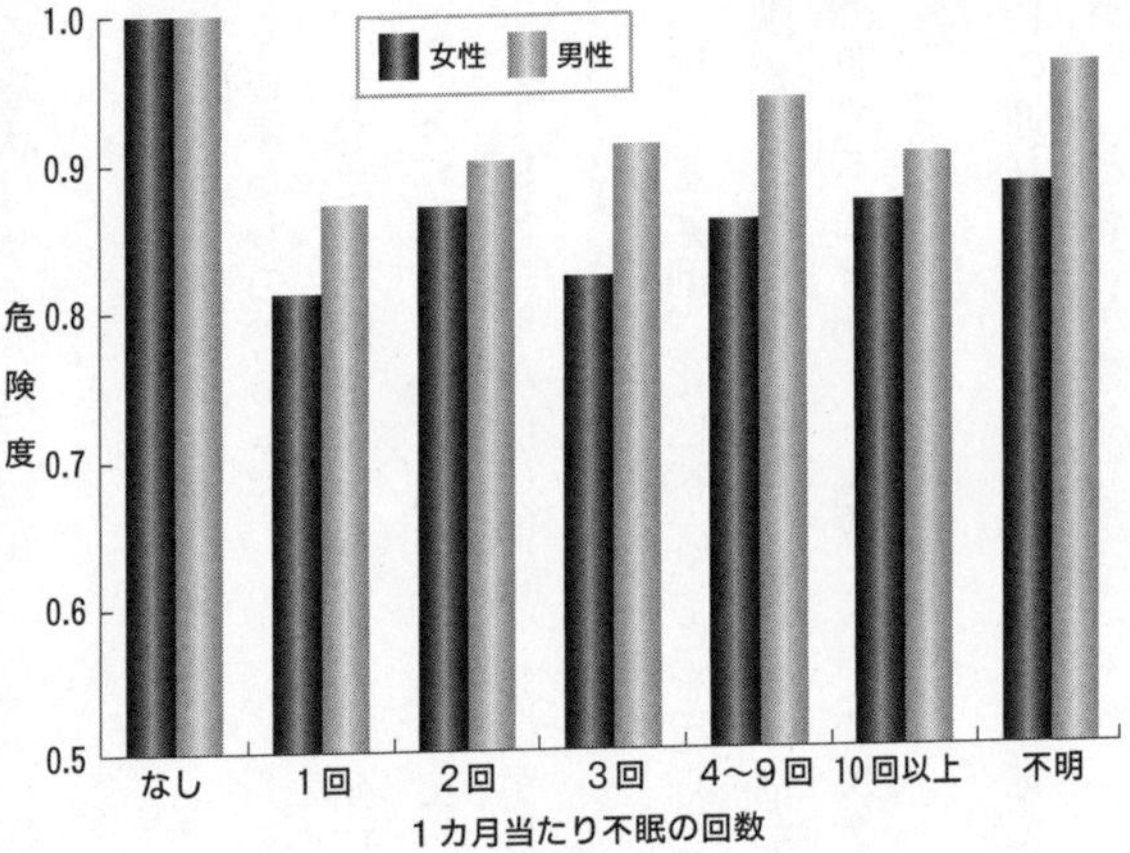

出所）ダニエル・クリプキ他著「睡眠時間と不眠に関連する死亡率」(JAMA Psychi-atry誌)をもとに著者作成。

ちなみに、この調査では、

「寝つきが悪い」

「途中で目が覚める」

「朝起きてもすっきりしない」

「疲労がとれた感じがしない」

といった症状もすべて不眠に含まれている。すこし不眠を覚えるくらいが健康で、快眠はかえって危険度が高いことがわかる。

毎日、快眠の人のほうが

死にやすい、というのはかなり意外なのではないだろうか。とくに女性にその傾向が顕著で、「不眠がない」女性の死亡リスクを1とすると、月に1回くらい不眠を覚えるという女性の死亡リスクは0・81だった。

なぜ、こうした結果になるのか、理由は判然としていない。ただ、何か問題があるときに、体がそれを治そうとして症状を出すというのが、症状の本質だ。そう考えると、まったく症状が出ない人は、むしろ問題なのかもしれない。

普通に生きていれば、大なり小なりストレスがあるものだ。それなのに、まったく不眠を覚えることなく、いくらでも眠れるという人は、危機感が足りないと考えられるのではないだろうか。

逆に、たまにすっきり眠れない日がある人のほうが、危機感が働いて問題に対処しようとする人であるということだろう。私は、それがいちばんの原因ではないかと推測している。

「朝まで眠らなければいけない」という常識を捨てる

アメリカで行なわれた前述の調査では、睡眠時間と死亡リスクの関係も調べている。その結果は図表13の通り。平均睡眠時間7時間の人がいちばん死亡リスクが低く、それより減っても増えても、死亡リスクが上がるという結果だった。

これは非常に有名な研究なので、よく引用される。しかし、実は研究によって結果はさまざまで、なかにはショートスリーパーのほうが人生が充実して長生きするという研究結果もある。

だから、睡眠時間は人によっていろいろで、「睡眠時間が短い、眠れない＝悪いこと」では決してない。私自身、8時間、9時間と眠る日もあれば、5時間くらいしか眠れない日もある。

そしてもう一つ、不眠を訴えて睡眠薬を飲んでいる患者さんに聞くと、

「朝まで眠れないんです」

図表13　睡眠時間は7時間がもっとも健康

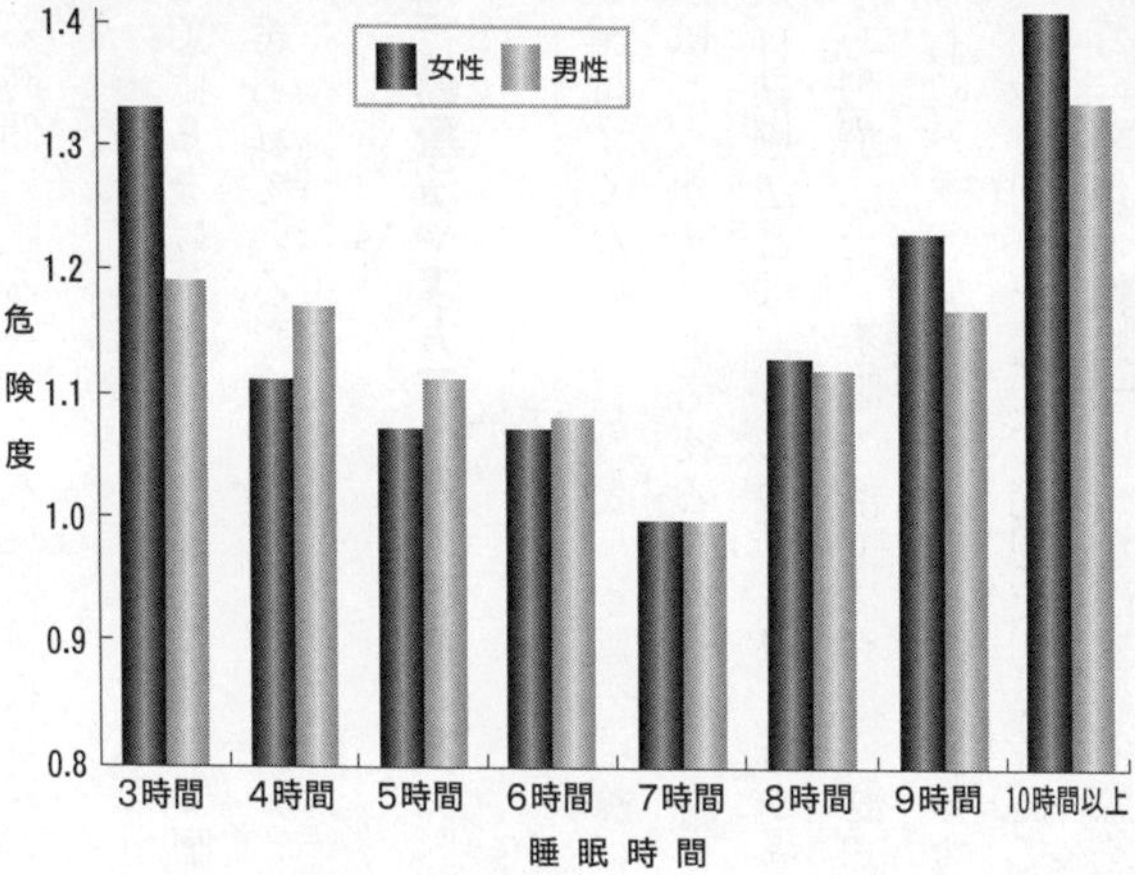

出所）ダニエル・クリプキ他著「睡眠時間と不眠に関連する死亡率」(JAMA Psychi-atry誌)をもとに著者作成。

「早朝5時頃に目が覚めて、それ以降、眠れないんです」

といったこともよく言われる。

「7時まで眠りたいんです」と真顔で訴えて、毎晩、睡眠薬を使う人もいる。

率直に言って、目が覚めたのなら起きればいいだけの話だ。生物学的に考えれば、朝5時に目が覚めるのは何の問題もない。日が沈んでいる時間に眠るという本来の睡眠リズムを考えると、7時よりも前に起きられるようになっているのだ。

朝まで眠らなければいけない。7時まで眠らなければいけない。そんな不要な常識に縛られているだけのように思われる。

認知行動療法や漢方薬に対する考え方

睡眠薬はよくないと言うと、不眠の治療について調べた人は「じゃあ、認知行動療法はどうか?」と考えるだろう。

認知行動療法とは、ものの受け取り方や考え方に働きかけて気持ちを楽にするという心理療法だ。不眠の治療における認知行動療法でいえば、睡眠を妨害するような行動パターンや思考などを複数回のカウンセリングで修正していく。

カウンセリングを通して発想を切り替えていくという考え方は、私が本書で述べている「発想の転換」につながるので悪くないように思うかもしれない。しかし、いま行なわれている認知行動療法のほとんどは、常識的な考えに誘導しようとする手段になっている。

本当に発想を転換させるには、睡眠薬の正体や、性善説では語れない精神医学の正体などをすべて理解し、そのうえで自分から変わらなければならない。しかし、認知行動療法で行なわれているのは、答えを〝与える〟行為である。カウンセリングを行なう側がコントロールしようとしているようなものだ。だから、根本的な原因に対する問題解決にはなっていない。

仮に不眠が解消されたとしても、今度はカウンセリング依存に陥る。依存先が睡眠薬からカウンセラーに移っただけである。

ここで、不眠の治療に用いられるものとして、漢方薬に関する私の考え方について補足しておこう。

不眠に対する薬として、漢方薬では「酸棗仁湯《さんそうにんとう》」や「柴胡加竜骨牡蛎湯《さいこかりゅうこつぼれいとう》」などが主に使われる。私も以前は、こうした漢方薬を処方していた。

しかし、いまは処方していない。西洋医学の睡眠薬よりは、こうした漢方薬のほうが副作用は少ない。それは確かだが、その分、麻酔作用もあまりないため効きが弱く、不満を感じて、結局、睡眠薬に走ってしまう人がいるからだ。

そして何より、漢方薬も対症療法であることに変わりはなく、根本的な原因を見ていないことになる。大変でも、困難でも、自分で向きあう以外に、根本的な原因を解決する方法はないのだ。

薬を抜く方法は、シャブ抜きと同じ

繰り返し書いてきたことだが、睡眠薬をはじめとする向精神薬（というより、脂溶性毒物全般）が怖いのは、体内に蓄積されることだ。たとえ断薬を果たせたとしても、それまでに蓄積された毒が、全身の脂肪、細胞膜、脳細胞などにしっかり残っている。

蓄積された毒を体外に出すには、「汗として出す」「脂肪を燃焼する」という2つの観点が重要だ。この2つを満たす有効な方法が、サウナの活用と有酸素運動である。

①サウナの活用

睡眠薬もほかの向精神薬と同じで、脂溶性の神経細胞毒を抜くためにサウナは非常に有用である。

私のクリニックでも、低温サウナを活用した解毒プログラムを提供している。このプログラムを始めるにあたって参考にしたのが、違法ドラッグを中心とした薬物離脱を支援する「ナルコノン」のプログラムだ。

ナルコノンに対しては、「非科学的な治療」「カルト」といった批判はあるが、違法ドラッグからの離脱率80％超という高い成功率を誇っている。精神医学における違法ドラッグの離脱率は、研究を見るかぎり10〜20％がせいぜいといったところなので、その数字の高さは際立っている。

ナルコノンでは滞在型で1日5時間のサウナを数週間続け、そのつど大量の水とミネラルを摂取し、体内の水分を入れ替えるといったことを行なうが、1日5

時間のサウナはかなりきつい。耐えられる人はなかなかいないので、私のクリニックでは1日1時間から始めている。

サウナのいいところは、まず、大量の汗とともに薬物を体の外に排出することだ。服用した薬物は、体内で代謝されたり尿中や便中に排出されたりするだけではなく、汗によって排出されることが、覚醒剤などの研究で明らかになっている。

また、サウナは脂肪の燃焼も助ける。だから、直接的に体外に排出することと、脂肪組織から追い出すことの両面から排毒を進めてくれる。

さらに、交感神経と副交感神経のバランスを整えるのにも役立つので、そういう意味でも、サウナは睡眠薬を抜く方法として適している。

②有酸素運動

有酸素運動は、サウナよりは解毒パワーは劣るものの、脂肪燃焼の観点から有用である。登山やマラソン、ジョギング、ウォーキングなど、何でもかまわないが、長続きするものを選ぶといいだろう。また、太極拳やヨガなども有酸素運動の一つである、同時に呼吸法も学べるという点でおすすめだ。

サウナや有酸素運動で薬物の解毒を行なうと、抜けてくる感覚を自分でも味わえると聞く。味の好みが変わったという話を聞いたことがあるし、「甘いものを欲しくなくなりました」と話していた患者さんもいた。

ただ、解毒する過程で、突然、急な不安に襲われたり、変な症状がパッと現れたりすることがある。これは「薬物性フラッシュバック」あるいは「トリップ現象」と呼ばれる。脂肪が燃焼される過程で貯蔵されていた薬物が再び活性化し、血液のなかに戻ってきて脳に作用することで起こる現象だ。

だからこそ、解毒はしっかり行なわなければならない。解毒が不十分で、睡眠薬が体内に残っていると、断薬して普通の生活を送れるようになったと思っていたところに、再び、精神症状がぶり返すことがあるからだ。

ベンゾジアゼピン系の睡眠薬を服用していた患者さんのなかには、10年ほどたっても、たまに理由もなく強い不安に襲われることがある人もいる。

薬物性フラッシュバックは、全員に起こるわけではない。起こる人と起こらない人がいて、症状も人によって異なる。たいていは一時的なもので、比較的短時間でおさまるのだが、その存在を知らなければ、「精神疾患が再発したのか」と勘違いすることがある。実際、それで精神科医にかかれば、再び向精神薬が処方されるだろう。

睡眠薬を長年使っていたということは、服用をやめても、それまでの分が体内に蓄積されているということだから、残留薬物が再び活性化することがある。このことをぜひ、覚えておいてほしい。

さらに、あえてつけ加えると、解毒が不十分なまま妊娠すると、当然、胎児にも影響がおよぶ。妊娠中に睡眠薬を服用してはいけないのは当たり前だが、たとえ妊娠期間に飲んでいなくても、それまでに蓄積された分が遺伝子にも影響を与えるからだ。

これも睡眠薬にかぎった話ではなく、向精神薬全般に共通することだが、障害児が生まれるリスクが高くなることがわかっている。だから、妊娠を希望している人は、なおさらしっかり解毒してほしい。

不眠改善の食は全体で考える

ここからは、気づかないうちに不眠をつくりだしている原因について記そう。

不眠が続くとき、大きなストレスなど社会的な要因が思いあたらない場合は、必ず物理的な要因がある。

それは、だいたい次の４つである。

- 食べ物
- 電磁波
- 呼吸の仕方
- 昼間の活動性

それでは、一つひとつ考えていこう。

まず、食べ物についてである。

「不眠に効く食べ物はありますか?」

はちみつには「バナナやはちみつには快眠効果があるって本当ですか?」

そんな質問を受けることがある。ここまで本書を読み進めた人でさえ、こういう質問が頭をよぎったとしたら、非常に残念だ。

このような質問をすること自体、依存的な考え方が改まっていない表れである。バナナや言うのだが、バナナやはちみつがいいと言う人は「トリプトファンが豊富だからいい」と言うのだが、その発想自体、睡眠薬や向精神薬、麻薬と同じである。

食に関しては、単一の食べ物に関して「何を摂るべき」云々ではなく、全体で考えなければならない。その際、日本で推奨できる食べ方は2通りしかない。

一つは、和食中心の雑食。がんや生活習慣病など、いわゆる現代病が玄米菜食で回復したという体験を聞くことを考えても、玄米菜食には治療的な意味があると考えられる。

しかし、一方で、玄米菜食をしているのに不健康な人を多数見かける。まず、いまの結果を冷静に観察することだ。玄米菜食をしている人は、虫歯があるかどうかを見ればよい。虫歯があれば、すでにその食事は間違っている。玄米菜食とは治療食であって、平時食ではないことを知る必要があるだろう。

食養生の一つの考え方である「『まごわやさしい（まめ・ごま・わかめ・やさい・さかな・しいたけ・いも）』を意識して摂り入れる」というのも、日本に昔からある食材ばかりで、不眠にかぎらず健康にいいと思われる。ここに良質の卵料理を加えれば、日本料理のイメージに近いのではないかと思う。

もう一つは、最近、非常に注目されている糖質制限食だ。「直接糖」である砂糖は絶対に厳禁で、体内で分解されて糖になる「間接糖」の穀物類もできるだけ排除し、肉や魚、野菜、キノコ、海藻、タネ類（かぼちゃの種、ごま、ひまわりの種など）で栄養を摂るという考え方だ。先住民を模倣していると思えばよい。

わが家でも基本的に糖は直接摂らないようにしているし、部分的に糖質制限を取り入れている。

ただし、両方とも得手不得手があり、どちらがいいとは一概にはいえない。その人の体質、性格によっても、和食型があうのか、糖質制限食があうのかは異なる。

食に関しては、私も、ずばり食をテーマにした書籍（『医者いらずの食』キラジエンヌ、『医者が教える　あなたを殺す食事　生かす食事』フォレスト出版）を書いているので、そちらを参考にしてほしいのだが、大事なのは自分にあった食事を見極めることである。

興奮性の毒物を避ける

不眠にかぎって食生活を考えると、「何を摂るべきか」以上に、「何を避けるか」が重要である。具体的に言えば、「興奮性の神経細胞毒をいかに避けるか」がポイントといえよう。

カフェインを多く含むコーヒーや紅茶、緑茶などを、寝る前に飲むのは避けるというのは、誰もが考えることだろう。コーヒー豆も、紅茶や緑茶の茶葉も、もともと自然のなかに存在するものなので毒物ではないが（農薬や化学肥料が使われていなければだが）、興奮性の物質であるからだ。

ごくたまに、

「コーヒーを飲んで気合を入れているけれど、そうすると夜眠れなくなるので睡眠薬を飲んでいる」

などと平気で言う人がいる……が、こんな人は救いようがない。

それはさておき、普通に食べているもののなかに、こっそり入っていて気づきにくいのが興奮性の神経細胞毒だ。その代表格が次の3つである。

- 砂糖
- 人工甘味料（アスパルテーム、スクラロース、サッカリンなど）
- グルタミン酸ナトリウム（化学的なうま味調味料）

神経細胞毒には大きく2種類ある。一つは、脳の働きを抑制するダウナータイプのもので、これに含まれるのが、農薬や水銀、アルミニウム、フッ素などだ。もう一つが、砂糖や人工甘味料、グルタミン酸ナトリウムなどのアッパータイプの興奮性毒物である。砂糖も人工甘味料もグルタミン酸ナトリウムも、一時的にテンションを上げる作用がある。疲れたときなどに甘いものを食べると、明るい気分になったり、元気になったりするのはこのためだ。

ちなみに、人工甘味料の代表格であるアスパルテームについては、ノースイースタン・オハイオ医科大学のラルフ・G・ウォルトン博士が、アスパルテームに関する論文のすべてを検証し、次のように指摘しているという。

「アスパルテーム製造企業から研究費を出資された研究機関の74論文すべてが『アスパルテームは安全である』と結論しているのに対し、その他の独立研究機関の90論文のうち83論文が『アスパルテームは脳腫瘍などの致命的な健康被害をもたらす危険性がある』と結論づけている」

グルタミン酸ナトリウムについては、一時期、しきりに「危険だ」という情報が広まったはずなのに、すっかり忘れられたのか、「うま味調味料」「アミノ酸」といった名前でほとんどの加工食品に安易に使われている。

あなたは、寝る前にスイーツを食べていないだろうか。

人工甘味料が入った清涼飲料水やスポーツドリンクを飲んでいないだろうか。

夜食にグルタミン酸ナトリウム満載のインスタントラーメンやコンビニおにぎりなどを食べていないだろうか。

それで眠れないのは、当たり前である。

いずれも神経細胞毒なので、健康全般を考えても避けたほうがよい。興奮作用があることを考えると、寝る前にはとくに避けるべきである。

見えない電磁波が妨げている

興奮性毒物のほかにも、気づかないうちに睡眠を妨げているものがある。光や電磁波である。

まず、人間は本来、日中に活動する生物である。決して夜行性ではない。しかし、いまは夜遅くまで外が明るすぎる。昔は夜間は光がほとんどなかったため、自然に外が暗くなると床に入っていた。

いまは、男女問わず、年代問わず、仕事をしている人が多いので、生物的な生活をしている人はほとんどいない。こうした社会の変化によって、不眠が増えているといえる。

一方、電磁波については、まったくと言っていいほど気にしていない人が多いが、これまた気づかないうちに影響を受けている。

なぜ、電磁波が悪いのかというと、がんや白血病、アルツハイマーのリスクを高める危険性があるという健康被害もあるが、睡眠にかぎっていえば、体内のメラトニンを減少させるからである。

室内で電磁波を発しているものといえば、まず、さまざまな電化製品がある。なかでもとくに電磁波が強いのが、ＩＨ調理器や電子レンジなどだ。これらは、さすがに寝室にはないだろうが、そのほかのすべての電化製品が電磁波を出している。携帯電話やスマートフォン、タブレット、パソコンをベッドの近くに置いている人は多いだろうが、こうした機器が睡眠を妨げることは言うまでもない。

さらに、盲点といえるのが部屋の配線だ。寝室に家電製品がなくても、電磁波がゼロとはかぎらない。配線の状況によっては、電磁波の影響を受けまくり……ということもある。最近は、家庭でもＷｉ－Ｆｉ環境を整備している人が多いだろう。電磁波を測定すると、Ｗｉ－Ｆｉがオンになっているだけでも数値が上がる。

電磁波は、脳をはじめ体に影響を与えるが、感じない人は何も感じないだろう。ただ、繊細な人ほど何らかの症状として現れ、その一つが不眠である。

腹式呼吸と長息

呼吸に問題がある人もいる。呼吸には、胸式呼吸と腹式呼吸の２通りがある。

息を吐きだすときに腹が引っこみ、息を吸うときに腹が膨らむのが腹式呼吸で、息を吸うときに胸が膨らむのが胸式呼吸だ。

人は眠っているとき、無意識に腹式呼吸になるのが自然だ。そうすると、自律神経のうちリラックスや平穏を導く副交感神経が強く働き、脳がリラックスして眠りやすくなる。

ところが、とくに女性は、眠っているときも胸式呼吸をしている人が多い。胸式呼吸は交感神経を活発にする。それが眠りを邪魔している。

腹式呼吸は、意識すればできるものだ。それだけでも睡眠はずいぶん変わる。

眠るときの呼吸でもう一つ心がけるべきは、長息だ。長息とは、文字通り、息を長く吸い、長く吐く。それだけのことなので、やろうと思えば誰でもできる。

東洋医学では、不眠には、「湧泉」や「失眠」と呼ばれるツボを意識しながら長息を行なうといいと言われる。湧泉は、足の指をすべて内側に曲げたときに足裏にできる「人」の字のくぼんだ部分のこと。失眠は、足裏のかかとの真ん中あたりだ。

呼吸に気をつけるだけでも、不眠はだいぶ改善される。面倒くさがらずに続けてほしい。

眠れないのは体を動かしていないから？

　これはとくに年配の人の不眠に見られるが、「昼間、体を動かさなすぎて、まったく疲れていないために眠れない」というパターンが結構多い。なかには、昼寝が長すぎるという人もいる。

　日本では、成人の20人に１人が睡眠薬を使っていると言われるが、なかでも睡眠薬を服用している割合が高いのが50代以降だ。とくに、定年を迎えて年金暮らしをしているような人、毎日家でだらだらと過ごしている人に多いようだ。

　本来は、高齢者でも体力は十分にあるのだから、昼間、疲れを感じるまで動かなければいけない。生物は、疲れていればどんな状態であれ、どんなにストレスがあれ、絶対に眠れる。逆に、疲れていなければ眠れない。

　子どもがよく眠るのは、「成長のために眠りなさい」と脳が指令を出して、メラトニンなどのホルモンバランスを整えているからだと言われるが、単純に、眠くなるほど昼間に遊んでいるからというのも大きな一因だ。

また、年齢を重ねるにつれて、ホルモンの分泌量は減る。メラトニンの分泌量も減るので、年をとれば睡眠時間が短くなっていくのは必然的なことなのだ。子どもの睡眠時間が長いのが当たり前のように、高齢になれば睡眠時間が短くなるのが普通である。

それを、若い頃と同じように「7時間眠らなければいけない」「朝まで眠らなければいけない」と考えるのが間違いの元なのである。

寝る前の儀式をつくる

不眠に陥るいちばんの原因は精神的なストレスであるが、もし、精神的問題を引き起こすような心当たりがないなら、必ずほかに何か原因がある。

食生活に問題があるのか、光や電磁波などの環境に問題があるのか、昼間の活動性が低いのか、はたまた単純に年をとったからか。

とくに、女性に多いのは砂糖中毒だ。炭水化物（糖質）を過剰に摂っていたり、甘いものを食べすぎていたりするため、興奮して寝つけないという人がいちばん多い。

不眠から脱するには、こうした原因を取り除くことが第一だが、もう一つつけ加えるなら、寝る前に定型的な運動をするといいだろう。つまり、「これをやったら眠くなる」という〝儀式〟をつくることだ。

よく、「難しい本を読むと眠くなる」と言う人がいる。それも儀式化の一つだ。私の場合、趣味の囲碁番組を見ると、スッと眠くなる。

- 本を読む
- 音楽を聴く
- ストレッチをする
- 日記を書く

・カーテンを閉める

など、どんなことでもかまわない。自分にあうことを探してみてほしい。あるいは、スッと眠れたときに行なったことを儀式化してもいいだろう。

脳は錯覚しやすいので、寝る前の儀式をすることで「もう寝る時間だ」と催眠をかけるわけだ。些細なことだが、これだけで眠れるようになったという人が結構いる。効果がない人は固執《こしつ》する必要はないが、一度は試してみる価値はあると思う。

人生の軸をもっているか

私自身は不眠に悩んだことはない。

「そんな人には自分のつらさはわからない」なんて非難の声が聞こえてきそうだが、それはさておき、不眠に悩んだことはないが、不眠はある。

眠っている途中で理由なく起きる、暑くて起きる、何となくザワッとした感覚があり起きるなど、普通にあるからだ。悪夢を見ることもある。目が覚めてすぐに眠れることもあれば、妙に覚醒して、そのまま眠れなくなることもある。

眠れなくなったときには、リビングに行き、ソファーに座って本を読んだり、すこしボーッとしたり、囲碁番組を見たりする。そうして再び眠くなったら、また床に就く。

それは不眠症でも睡眠障害でもなく、当たり前だと思っている。いま、睡眠薬を飲んでいる人の大半は、

「寝つくのが遅い」

「途中で起きてしまう」

「朝スッキリしない」

「なんとなく眠った気がしない」

といった理由だろう。

しかし、床に入ってからすぐに眠れる人のほうが、生物として考えると、むし

ろ異常だ。途中で目が覚めるのは普通のことだし、朝起きてスッキリ爽快という人はむしろ眠りすぎで、朝、なんとなく眠り足りないくらいが普通である。
レム睡眠、ノンレム睡眠のうち、浅い睡眠状態であるレム睡眠の時間のほうが多いのが普通なのだから、眠った気がしないと思うこともあるだろう。だから、夜中起きようが、悪夢を見ようが、朝眠り足りない感覚があろうが、普通のことだと思っている。

ところが、不眠症の定義に照らしあわせると、夜中に2回以上目が覚めることがある私は中途覚醒にあたり、不眠症と診断される。

私と同じような人はたくさんいるはずだ。いま、成人の3割以上が不眠と言われているが、実際はもっと多いだろう。ただ、私と同じように不眠があるのが当たり前だと考えている人は、不眠を悪いことだとは思わないから、当然、医者にもかからないし睡眠薬も使わない。

では、眠れないことを「治すべき症状」だと思う人と、「当たり前」と思う人では何が違うのだろうか。私は、世の中の常識、巷《ちまた》の情報を鵜《う》呑《の》みにするか、自分で考えるかの違いだと思う。

自分で考えず、世の中に氾濫《はんらん》している情報を鵜呑みにする人は、医者や製薬会社が自分たちの都合のためにつくった不眠症という枠にそのまま当てはめて、

「自分は不眠症という病気だから眠れないんだ。薬で治さなければならない」

と安易に考えてしまう。

眠れないことを病気のせいにしたほうが、「なぜ眠れないのか」と根本的な原因を追究するよりも楽だからだろう。病名に頼っているわけだ。そういう人は薬に依存しやすいし、たとえ減薬・断薬をしようと思い立っても、「○○だからしかたない」とすぐに言い訳をする。

私は、断薬治療を行なう患者さんには、睡眠薬について自分で勉強してもらうとともに、生き方について考えてもらっている。

何歳の患者さんでも、残された人生がある。その人生について、

「どう生きるのか」

「どうやって死にたいのか」

「なぜ、いま生きているのか」

そんな質問をぶつける。

そうすると、ほとんどの患者さんは答えられない。

人生の軸、信念をもっていない人は、ちょっとしたことで眠れなくなったり、不安になったり、うつ状態になったりする。そして、軸をもたないから、何かに過度に依存しやすく、睡眠薬が手放せなくなる。

なかでも年配の人ほど、一度依存すると抜け出せない人が多いように感じる。昔の日本人、とりわけ昔の高齢者には、「他人の世話にはならない」「薬なんかに頼らない」という気概のある人が多かったような気がするのだが、最近はクスリ依存症の高齢者が増えている。

もちろん、何にも依存しないという人はいない。程度の差こそあれ、すべからく人間は、依存症である。薬に依存していなくても、甘いもの、酒、お金、仕事、恋愛、家族……。何かしらに依存しているだろう。ただ、それを自覚しているかどうかで大きな差がつく。

断薬を果たした患者さんは、薬を服用していたときの自分を振り返って、こう言う。

「自分がいかに薬に依存していたか、気づきました」

手放せなくなっているときには、依存しているということさえ気づかないのだ。睡眠薬を手放せなくなっている人は、その生き方から見直さなければならない。眠れない状態を睡眠薬でコントロールしようという考え方自体を、まずは改めるべきだ。それは医者の仕事でもカウンセラーの仕事でもない。あなた自身の問題である。

おわりに

ここまで読まれた方々は、なぜ睡眠薬がダメであり、それどころか、なぜ向精神薬がダメであり、なぜやめなければいけないのかが理解できたはずである。

しかし、日本では、それでもなお「やめたくない」とか「しかたがない」という言葉を吐く人ばかりなのが現実だろう。なぜなら、日本人は薬を飲んでいない人でさえ、もはや何らかの中毒であり依存症であり、頼ることしか頭にないからである。

これは日本人の99%がそうであると断言できる。そして、だからこそ、いまも日本の堕落と凋落《ちょうらく》が進んでいるのかもしれない。日本人はつねに、「しかたがない」「でも」「しかし」ばかり口にする。

なぜ、睡眠薬や向精神薬がダメであり、やめたほうがいいのか。その理由は科学的な毒性でさえなく、将来の問題でさえなく、その強い依存性でさえなく、対症療法だということでさえない。

ダメな理由に気づくには、もっと大きな視点が必要である。その睡眠薬を使うことであなたは奴隷状態に陥っており、その睡眠薬を使うことで子どもや孫を強力に苦しめているのだ。

そのツケは国の借金としても跳ね返ってくるし、介護などの問題としても跳ね返ってくる。地球を汚していることにも気づかず、お金と自分のことしか考えていないエスタブリッシュメントや製薬会社を支援して、その結果、悪魔に魂を売っているようなものだということにさえ、気づいていないのである。

洗脳された奴隷たちは、そんな大げさなことではないと考えるだろう。

しかし、実はそうではない。この世界でつくられているほかの薬（たとえば痛み止めなど）であっても、さらに言えば動物や植物に使うクスリであってさえも、同様の考え方でつくられ、売られ、消費され、汚染しているのである。

もともと、睡眠薬や向精神薬は石油から精製してつくられたものであり、使わずにごみ箱に捨てても、トイレに流してさえも地球を汚染する物質であり、すべての動物に影響を与える。

製薬会社がつくったものを買うということは、突きつめて考えると、軍需産業を支援しているのに等しい。つまり、医療の現代薬を使っている人びとは、パレスチナやシリアに爆弾を落としているのを支援しているとさえいえるのだ。

この本は睡眠薬に特化して書いたが、この本を読んで何かを感じた方は、医療業界と薬品業界の裏に何が潜み、世界の金融システムがどのように動いているかまで、どうか学んでいただきたい。そうしないと社会も人類も衰退していき、そのツケを私たちの子どもが払うことになるのである。

私にも、今度、小学生になる娘がいるが、この世界を薬漬け、汚染漬けのままで終わらせたくはないから、このような活動をしている。

いま、言い訳をしながら薬を飲み続けている多くの人びとも、自分の子どもは大事だと嘯いているではないか。では、なぜ、真の意味で次世代のためになることをしないのだろうか。

古今東西、歴史のなかで薬漬けになった民族が栄えたためしはない。

クスリはクスリであり、毒でしかないモノを使うときが仮にあったとしても、それはほんの一瞬でしかなく、命の危険に陥ったときだけである。

日本が世界一の「薬漬け国家」だとみなさんが気づくことが、日本再生だけでなく、地球の再生にも必須であると私は思っているので、その第一歩として睡眠薬について見直していただきたいと切に願っている。

２０１６年３月

内海　聡

文庫化によせて

本書は、2016年刊行『睡眠薬中毒』（PHP新書）を『医者は今日も睡眠薬を出したい放題』と改題し、刊行いたしました。ベストセラーである『精神科は今日も、やりたい放題』（PHP文庫）にちなんだものですが、日本の医療が確実に破綻している最初の第一歩、ゲートウェイドラッグとして睡眠薬に目を向けるのは大事なことだと思います。ただでさえ抑圧と強制と管理しかないこの世界、悩みをいだき睡眠薬というドラッグに走る人は増えています。

2021年現在はどんな状況なのか。ご存知「新型コロナ」という問題が取り沙汰されていますが、本当の姿について、拙著『新型コロナワクチンの正体』（ユサブル）を書き下ろしました。私は日々普通の医学ではなく、医原病の対応、薬害の対応や発信を生業《なりわい》にしています。その視点から発せられる情報に多くの方が興味を持ったことから本書は話題となりました。「ＰＣＲ検査による陽性」と「感染（発症していること）」とはまったく違うという医学的基礎を無視した詐欺、ＰＣＲ検査自体がまったく信用には値しない検査である、ということと医学的基礎、感染症者数が増えた減ったと騒いでいる詐欺も、感染症の正確な姿ではなく検査数のあからさまな操作の上に成り立っています。テレビ番組に出演する御用学者や御用ジャーナリストなど、もはや悪魔的といって過言ではありません。

詳細は『新型コロナワクチンの正体』に書いていますが、ここに改めて触れておきたいと思います。ワクチンやマスクについてもとにかくウソと詐欺が流布されています。これらは新型コロナに関する数字のウソ、ＰＣＲ検査のウソが分からない限り騙され続けます。私は新型コロナ詐欺において最も重要な問題点をマスクだと思っています。何も考えていない人々はテレビの言うことを真に受けて、マスクはエチケットなどと言っていますが、マスクはエチケットにさえなりません。マスクをすることこそ世界で最もエチケットがない失礼な行為、はっきりいってマスクにウイルス感染を予防する効果などありません。

医学的にいえば、マスク自体の網目がミクロレベルではスカスカで空気を通し、横からのほうが空気は入りより陰圧がかかり、昨今、医学界の中でもウイルス感染は飛沫ではなくエアロゾル感染することが指摘されるようになりましたので、その理屈でもマスクは無意味です。人に移すのを防ぐためのエチケットだという人もいますが、これも科学的には間違いであり、熱もなく症状もなく仮に少しのウイルスを持っている人であっても、その人がマスクをしたところでしないところで、人に感染させるリスクは変わりません。

マスクをつけることが周囲に広げるのを防ぐという考えは、悪徳新興宗教のカルトレベルだといっていいでしょう。そもそも、マスクをつけることで周囲への感染を防げるのであれば、ずっと99・9％以上の人がマスクをしているのだから、もう感染は収束していないといけません。感染している人はみなマスクを着けていた人ばかりで、マスクをつけていない人ではないのです。この結果だけを見てもマスクには防御効果など微塵もないのが分かります。

さらにマスクを着けていない人が感染を広げているのだ、という差別感丸出しの嘘を言う人がいますがまったく科学的根拠はなく、むしろ逆でありマスクを着けているほうが結果を悪化させているのです。これは医学的には当たり前のことです。着けなくても着けてもどちらでもいいではないか、ということさえウソであり、マスクには医学的に様々なリスクがあるからです。マスクによる雑菌やウイルスの繁殖、口腔内不衛生、低酸素、ミトコンドリア活性低下、脳の発育問題、などあげたらキリがありません。

さらにワクチン。すべてのワクチンに問題がありますが新型コロナワクチンは別格です。導入された遺伝子組み換えという技術、ウイルスベクターという別ウイルスが入っていること、ポリエチレングリコール（ＰＥＧ）やナノ粒子の問題、人間の堕胎細胞が入っていること、酸化グラフェンの問題、スーパースプレッダーの問題などあげればキリがありません。
あなたの周りで、ワクチンを打ってから病気になったり亡くなったりした人がいないか、もう一度心をまっさらにして確かめてみてください。

このワクチンはそもそも効果がない、ということを知らない人が多すぎます。それどころか、イスラエルでもオーストラリアでもシンガポールでも、ワクチンを打って感染者数は激増しました。各国でワクチンの中止命令が下されています。日本だけ野放しで誰も考えていません。ここまで国民を管理し、無理やり懸賞までつけてワクチンを打たせ、どんな世界にしようとしているのか興味がないようです。これらは実は精神科でいう抑圧、無力化、優生学という価値観に基づいています。（以上、『新型コロナワクチンの正体』より抜粋および要約）

＊　＊　＊

本書では睡眠薬や精神科問題がベースで書かれていますが、この本を機にしてクスリ全体や社会の問題に目を向けてもらいたいです。

睡眠薬はゲートウェイドラッグですが、それを発している思想の本質は、抑圧、自由を奪うこと、考えさせない、奴隷化、超管理化、物質によるロボット化です。

この本自体が、それらを学ぶ上でのゲートウェイであり第一歩なのですが、読み終えたときに思い出してほしいのです。どのクスリだからよく、どのクスリだから悪いわけではないのだということを。現代の医学の本質がなんであるかをあなたが考えることが、最も重要であると私は思います。

２０２１年11月

内海　聡

著者紹介
内海　聡（うつみ　さとる）
1974年、兵庫県生まれ。筑波大学医学専門学群卒業後、東京女子医科大学付属東洋医学研究所研究員、東京警察病院消化器内科、牛久愛和総合病院内科・漢方科勤務を経て、牛久東洋医学クリニックを開業。現在、断薬を主軸としたTokyo DD Clinic院長、NPO法人薬害研究センター理事長をつとめる。『精神科は今日も、やりたい放題』（ＰＨＰ文庫）『ワクチン不要論』（三五館シンシャ）、『新型コロナワクチンの正体』（ユサブル）ほか著書多数。

この作品は、2016年３月にＰＨＰ研究所より刊行された『睡眠薬中毒』を改題し、再編集したものです。

ＰＨＰ文庫　医者は今日も睡眠薬を出したい放題

2021年12月16日　第1版第1刷

著　者　内　海　聡
発行者　永　田　貴　之
発行所　株式会社ＰＨＰ研究所
東京本部　〒135-8137 江東区豊洲5-6-52
PHP文庫出版部　☎03-3520-9617（編集）
普及部　☎03-3520-9630（販売）
京都本部　〒601-8411 京都市南区西九条北ノ内町11
PHP INTERFACE　https://www.php.co.jp/
組　版　朝日メディアインターナショナル株式会社
印刷所
製本所　図書印刷株式会社

 ISBN978-4-569-90175-6

PHP文庫

精神科は今日も、やりたい放題

医者が教える、過激ながらも大切な話

内海 聡 著

完治するどころか時に悪化していくのはなぜか。〝やくざな医者〟だからここまで書けた精神科・心療内科の実態。ベストセラー待望の文庫化。